Grill · Harmonie durch Atmen

HEINRICH HUGENDUBEL VERLAG
IRISIANA

Heinz Grill

Harmonie durch Atmen

Vertiefung des Yoga-Übungsweges

Hugendubel

Seminare und Lehrerausbildung:

Yogaschule Heinz Grill
Marienberg 13
8091 Soyen

CIP-Titelaufnahme der Deutschen Bibliothek
Grill, Heinz:
Harmonie durch Atmen, Vertiefung des Yoga-Übungsweges
Heinz Grill, München, Hugendubel, 1989
ISBN 3-88034-410-8

Umschlaggestaltung: Ute Dissmann, München
Produktion: Tillmann Roeder, München
Gesamtherstellung: Frühmorgen & Holzmann, München
ISBN 3-88034-410-8
Printed in Germany

Inhalt

Vorwort

Unser Leben ist an einem Wendepunkt angelangt. Wir stehen vor einem großen Tor, das noch verschlossen zu sein scheint. Dies ist das Tor zur Spiritualität. Viele Menschen werden den Weg durch das Tor suchen und auch gehen.

12 Jahre lang übte ich Asanas und Pranayama. Ich ging von der inneren Überzeugung aus, daß dahinter eine tieferliegende Erfahrung liegen muß als nur die Gesundheit des Körpers oder das Erlangen besonderer geistiger Phänomene. Beides kann dabei entstehen, das Wesentliche jedoch liegt jenseits davon. Es kommt vom Innersten her. Es ist etwas, das einem »leben« hilft: Nicht um noch leistungsfähiger zu werden, und damit noch mehr zu erreichen, sondern einfach um von innen heraus zu leben – einfacher und leichter, freudiger, zufriedener und freier. Sich runder und innerlich kräftiger zu fühlen, nicht mehr jemanden zu imitieren oder sich fremde Verhaltensweisen aneignen zu müssen, sondern das, was »in« einem ist, wahrzunehmen und es zuzulassen, den Mut und die Kraft haben, dieses Innere zu leben, es zu tun. So zu werden, wie ich »wirklich« bin.

Dies in mir wieder zu spüren, beweist mir, einen Lehrer gefunden zu haben, der den Weg zu dieser Erfahrung kennt. Nach langem Warten hatte ich das Glück, mit diesem Lehrer eine ausreichend lange Zeit üben zu dürfen. Wahrlich groß empfinde ich den Segen, der mir durch die innere Berührung und durch die äußere Anleitung zuteil wurde.

In tiefer Dankbarkeit ist es ihm gewidmet, Heinz Grill, meinem spirituellen Freund und Lehrer auf dem Weg des Hatha-Yoga.

In der Wüste des Hatha-Yoga, in der, wie ich selbst erfahren habe, sehr wenige sich wirklich auskennen, einen Kundigen zu finden, der den Weg zu den Oasen kennt, ist ein seltenes Glück. In den 12 Jahren des Umherwanderns in dieser Wüste nahm ich bei mehreren Lehrern Unterricht in Asanas, Pranayama und Atmung in der Atemtherapie.
Dennoch sucht ich weiter, weil sie mich nicht hinter die Mauer führen konnten, hinter der ich die wesentliche innere Wirkung dieser Methoden erahnte. Schließlich wurde ich durch meine Einweihung in den Raja-Yogaweg eines verwirklichten Meisters und der damit verbundenen Erfahrung (allerdings nicht in Asanas und klassischem Pranayama) selbst

Yogalehrer. Doch erst später, als ich mit Heinz Grill zusammenarbeiten durfte, füllten sich meine ausschlaggebenden Lücken auf dem Weg des Yoga. Schließlich wurde das Geheimnis der Asanas, der Atmung und des Pranayama doch noch in mir offenbar.

Es ist wohl nur deshalb ein Geheimnis, weil es nur wenige Lehrer gibt, die durch fortgeschrittene Praxis den Schleier zu lüften vermögen und nur dadurch imstande sind, es anderen Suchenden erfahrbar zu vermitteln – die bewußtseinserweiternde Wirkung von Asanas, Atmung und Pranayama auf die dadurch energetisierten Bewußtseinszentren (Chakras).

Die folgenden Texte zur allgemeinen Hinführung und Erklärung der Atemarbeit sind durch geistige Imagination gewonnen. Zu den Texten hat der Autor nichts aus bloßer Annahme hinzugefügt. Auch enthält die Darstellung keine Bilder der Phantasie. Imagination ist ein tiefes Schauen nach Innen in geistige Bereiche. Sie baut auf logischen Erkenntnissen auf. Diese Erkenntnisse berücksichtigen den Menschen in seiner ganzen Einheit. Körperliches oder Geistiges läßt sich nicht differenziert erklären. In der Praxis bestätigen sich diese Erkenntnisse durch tiefes Hineinspüren und Hineinfühlen in die seelisch-geistigen Zusammenhänge. Atemübungen entfalten mit diesem Hintergrundwissen eine weitaus intensivere Wirkung.

Dieses Buch soll nicht nur als Übungsbuch zur Atemschulung angesehen werden. Es wird kein direkter Weg zum fachkundigen Verständnis gegeben. Vielmehr wird auf bildhafte Weise ein umfassendes Verständnis angeregt. Die Texte sind in einzelne überschaubare Abschnitte gegliedert. Sie können zur Verinnerlichung oder auch zu Beginn einer Übung erarbeitet werden. Wiederholtes Lesen der Zeilen ist sehr wertvoll, denn sie sind nicht schematisch und sachlich zu verwerten, sondern dienen zur Vorbereitung eines meditativen Bewußtseins. Gerade für die Menschen, die nach hohen Idealen streben, aber auch für jene, die mehr Zufriedenheit im Dasein wünschen, werden diese Zeilen eine sichere Führung zur weiteren Entfaltung geben.

Die durch ausdauerndes Üben entwickelte geistige Kraft ermöglicht es, erste Schritte auf neuen Wegen zur Befreiung und zur Überwindung von Hindernissen im bisherigen Leben zu tun.

In tiefer Dankbarkeit an Heinz Grill, meinem sprituellen Freund und Lehrer auf dem Weg des Hatha-Yoga.

Reinhold Naderer

Meditative Gedanken zur Vertiefung

Für die meisten Menschen unserer Zeit ist es sehr schwer, in eine Meditation zu finden, denn die Hast des Tages und die hohen nervlichen Anforderungen durch die gegenwärtigen Lebens- und Arbeitsbedingungen rauben die Einkehr nach Innen. Mehr als früher sind wir äußeren Reizen ausgesetzt.

Meditation bedeutet tiefes Sinnen und ruhiges Verweilen in einer Vorstellung, Idee oder einem konkreten Objekt. Die Gedanken lösen sich von alltäglichen Eindrücken. Das Bewußtsein wird freier. Neues, unbefangenes Erleben wird aus dem Inneren geboren.

Die folgenden Punkte sind zur Hinführung an die geistige Übung und schließlich auch zur direkten Vorbereitung der Meditation gedacht. Werden sie wiederholt gelesen, öffnen sie den Menschen für eine neue Dimension des Erlebens. Ein Verständnis über Geist und über das eigentliche Ziel der Meditation wird angeregt. Somit kann eine Übung mit mehr Klarheit und Wissen begonnen werden.

Wenn sich der Mensch bewußt auf geistige Pfade begibt, wird er mit den Schwierigkeiten des alltäglichen Lebens konfrontiert. Je tiefer das Denken innere Bereiche und Zusammenhänge berührt, desto mehr wird der Mensch erkennen, daß Kräfte im Leben unaufhörlich walten, die nicht als eigene Antriebskräfte gelten, sondern deren Ursprung im Lichthaften des Kosmischen begründet sind.

Ereignisse und Begebenheiten aus früheren Lebensabschnitten werden manchmal erst viel später verständlich. Der Mensch lebt in einem beständigen Wachstum. Nachdem die körperliche Entwicklung abgeschlossen ist, folgt die geistige Entfaltung. Diese bestimmt unser ganzes Dasein. Das Umfassungsvermögen wird mit zunehmendem Alter weiter, und so werden frühere Lebensabschnitte in späterer Sicht besser verstanden.

Das Leben kann nur verstanden werden, wenn wir uns gewahr werden, daß wir Seele und Geist in uns tragen. Nicht einfach als Begriffe sind die

Worte zu nehmen. Wir müssen sie von einem inneren Blick her betrachten. Hineinschauen und Hineinfühlen in die Zusammenhänge von unserem Wesen gibt uns Gewißheit, daß eine beständige Entwicklung voranschreitet.

Der Geist kann nicht mit physischen Augen erschaut werden. Er kann weder durch Theoretisieren erfaßt noch durch eine Stimmung erfühlt werden. Der Geist erschafft Leben in uns. Wir müssen uns gewahr werden, was dies bedeutet. Der Geist erschafft uns, er ist das Leben, das uns gegeben wurde.

Das Leben ist eine beständige Übung. Es gleicht einem stillen Gebet. Der Geist trägt unser ganzes Dasein, er erschafft die Formen und Maße des Äußeren. Nicht die Materie erschafft den Geist, sondern er erschafft sie.

Ein Gebet ist nicht an Worte gebunden. Es ist ein stilles Hineinhorchen in die Tiefen des Lebens. Es führt zur Anerkennung des Geistes. Ein Gebet kann sich in Worten oder in stillen Gedanken ausdrücken, es kann sich durch die sanfte, ästhetische Bewegung oder durch den leisen Hauch der Atmung zeigen. Die Anerkennung des inneren Lebens, das jeder Mensch in sich trägt, das Leben, das sich in seine Formen nach außen offenbart, und das Leben, das Geist ist, ist Bewußtseinserweiterung.

Unser äußeres Dasein dient der inneren Entfaltung. Alle Ereignisse des Alltags helfen zu innerem Wachstum. Die Wahrheit liegt nicht im Äußeren. Sie ist weder eine Sache noch ein Idol. Die Begebenheiten des Lebens zeigen die Richtung, in die sich das Leben entwickeln soll. Das Äußere ist nur der Diener. In allen Übungen ist es notwendig, dies zu erkennen: Inneres und Äußeres, Feinstoffliches und Grobstoffliches, Geist und Materie, Himmel und Erde. Das Äußere ist nicht die Wahrheit. Wird die Aufmerksamkeit auf die innere Entfaltung gelenkt, wird der Geist gefunden. Der Geist ist der Himmel in uns.

Der Himmel ist die Liebe in uns. Liebe ist fortwährend vorhanden. Im Inneren sind wir mit der Unendlichkeit verbunden. Das innere Leben, das Liebe ist, ist ohne Anfang und ohne Ende. Werden wir uns bewußt, was es bedeutet, unendlich zu sein, ewig zu sein.

Die geistige Übung soll zu diesem Bewußtsein führen. Im Inneren gibt es keine Grenzen und keine Trennung von dem Ganzen. So führt es uns zur Einheit mit uns selbst und damit zur Einheit mit dem unendlichen Leben. Die Übungen des Atems und die Arbeit mit dem Körper dienen als Mittel, um der großen Kraft des Inneren bewußt zu werden. Auf die Anerkennung des inneren Lebens erfolgt Verwirklichung.

In jedem Menschen geht die Verwirklichung des Lebens vor sich. Stille, unsichtbare Kräfte arbeiten von innen heraus und erschaffen die äußeren Verhältnisse. Jeder Mensch befindet sich in einer ganz bestimmten Situation. Jeder gegenwärtige Augenblick erscheint für die oberflächliche Betrachtung als Produkt der äußeren Umstände. Doch diese äußeren Umstände sind von innen bestimmt. Die Liebe im Inneren erschafft die Bewegung im Äußeren. Wir werden geführt von geistigen Kräften, die in der äußeren Form nur den Ausdruck erhalten. Alles was geschieht, tragen wir in uns. Freude und Leid, Glück und Unglück, Ehre und Schande, all diese Gegensatzpaare sind nur der Ausdruck eines inneren Wirkens. Durch sie sollen wir wachsen. Wir tragen die innere Kraft in uns. Durch Anerkennung des inneren Wirkens werden wir eins mit uns selbst und damit eins mit unserer ganzen Umgebung.

Wie oft grämen wir uns über irgendwelche Probleme und Schwierigkeiten. Dies ist ein Zustand der Disharmonie. Wir wollen die äußere Situation ändern, da wir mit den Begebenheiten des Daseins unzufrieden sind. Es gibt aber keine Antwort im Sichtbaren, und wir können die Probleme des Lebens nicht lösen, wenn wir nur eine bloße Veränderung der äußeren Umstände herbeiführen. Wir tragen Geist in uns. Er ist die treibende Kraft und diese bestimmt uns. Sie allein ist imstande, die Schwierigkeiten im äußeren Dasein aufzulösen. Wir müssen erkennen, daß es unser eigener Wunsch ist, der die Verhältnisse im Dasein bestimmt. Wir suchen uns selbst die Widerstände, denn dadurch wachsen wir im Leben und reifen zu einem höherem Bewußtsein.

Stufe für Stufe bereiten wir uns durch die Anerkennung der Liebe auf die Verwirklichung vor. Geistige Übungen sind Meditation, Gebet, Atemschulung und auch Körperübungen. Wir benützen unseren Körper als Mittel, um die Wahrheit zu ertasten, um jene innere Macht in stiller Anerkennung zu erfahren.

Es ist wichtig, einmal am Tag innezuhalten und sich der inneren Führung des Geistes bewußt zu werden. Geist ist als Liebe in uns. Liebe ist unendlich. Jeder Mensch trägt die Unendlichkeit in sich.

Es gibt im Äußeren keine Wahrheit. So gibt es auch kein Mittel, das uns aus der Welt befreit. Stille Anerkennung in der Tiefe des Wesens öffnet das Bewußtsein, und die geistige Entfaltung beginnt. In jedem Individuum geht dies vor sich. So müssen wir diese Kraft in uns erkennen und mit dieser Kraft verstehen lernen. Dadurch können wir uns selbst und auch unsere Mitmenschen erkennen. Auf der ganzen Welt wirkt die Liebe. Wir sind durch die Liebe im Inneren mit allen Wesen verbunden. Es gibt keine Trennung zwischen uns und der Außenwelt. Wahre Selbstfindung beschränkt sich nicht auf das Suchen in der eigenen Person, sondern sie erfordert tiefes Hineinfühlen in das Wesen anderer. Jeder trägt Geist in sich. Das große Wirken des Inneren ist in der ganzen Welt. Geist ist in der Materie, Geist ist in der Natur, Geist ist in den Pflanzen, Geist ist in allen niederen und höheren Lebewesen.

Die Liebe im Leben ist mächtig. Sie ist Wahrheit. Nicht irgendeine Wahrheit, sondern die Wahrheit. Sie liegt jenseits der äußeren Vorstellungskraft. So müssen wir die äußeren Sinne und das äußere Erkennen durch inneres Verstehen überwinden. Jenseits von allen greifbaren Zielen liegt das innere Geheimnis. Dies ist die Wahrheit des Lebens.

Je mehr wir im äußeren Sinne erreichen wollen, desto verborgener wird der tiefere Sinn des Lebens. Der Geist ist unendlich. Werden wir uns des Augenblicks der Gegenwart gewahr. Nur im Hier und Jetzt können wir die große Kraft erschauen. Der Geist trägt unser Dasein. Der Geist gibt uns Leben. Werden wir uns dessen gewahr und leben wir bewußt im Augenblick der Gegenwart.

Beobachten wir andere Menschen, so dürfen wir über ihr Leben nicht urteilen. Was wir anderen tun, tun wir uns selbst, denn im Inneren sind wir durch den Geist miteinander verbunden. Niemand ist losgelöst von diesem Gesetz der Verbundenheit. Urteilen wir über einen Menschen, so verurteilen wir uns selbst. Sagen wir Schlechtes, so erniedrigen wir uns damit selbst. Viele Menschen schlafen noch in spiritueller Hinsicht. Sie bewegen sich sehr geschäftig in materiellen Bereichen, an geistigen

Übungen nehmen sie keinen Anteil. Es macht nichts. Wenn wir verstehen, urteilen wir nicht. Alles ist ein notwendiges Wachsen. Geistige Kräfte sind nicht an der Oberfläche sichtbar. In der Tiefe des Wesens arbeiten sie am inneren Wachstum. Sie erschaffen jene Kräfte in stiller Arbeit, die notwendig sind, um schließlich in einer späteren Zeit geistige Erkenntnis zu gewinnen.

Die gegenwärtige Situation bietet die Möglichkeit, die Wahrheit zu realisieren. Tiefes Denken aus dem Herzen ist notwendig. Demut und Dankbarkeit sind nur in der Gegenwart möglich. Denn dies sind Formen des Bewußtseins. Sie können sich nur in der Gegenwart ausdrücken. Die Zukunft ist nur eine Hoffnung, die Vergangenheit nur eine Erinnerung. In der Gegenwart ist das Bewußtsein frei. So können wir das Leben nur in der Gegenwart erkennen.

Nichts geschieht, was nicht durch die Kraft der Liebe getragen ist. Liebe ist in uns. Liebe ist näher als alles andere in der Welt. Demut und Dankbarkeit drücken sich durch die Liebe aus. Sie ist nur in der Gegenwart möglich. Die Liebe kann sich nur im Hier und Jetzt offenbaren.

Nur in unserer begrenzten Vorstellung gibt es Trennung. In Wahrheit ist alles eins. Der Geist ist unbegrenzt. Er besteht in unbewegter Einheit. Das äußere Leben muß mit innerer Klarheit durchdrungen werden.

Geist ist in der Materie. Geist ist in jedem Atom. Geist ist in den Mineralien, Pflanzen und Tieren. Jedoch nur im Menschen kann sich der Geist zur bewußten Erfahrung öffnen. Für unsere Umgebung müssen wir offen bleiben, denn in der Abgeschiedenheit oder in Einsamkeit finden wir nicht das richtige Verhältnis zur Liebe des Inneren. Das äußere Leben ist notwendig für unsere innere Entwicklung. Wir dürfen uns durch geistige Übungen nicht von unseren Mitmenschen oder von unserer Umgebung absondern. Einsamkeit darf nur kurze Zeit währen, sonst wird sie zu einem unüberwindbaren Hindernis. In Hingabe und mit Dankbarkeit für das Leben werden wir Sinn und Aufgabe finden.

Jede geistige Übung ist wie ein Gebet. Sie drückt immer Hingabe und Verehrung aus. Die Liebe ist das Größte. Das individuelle Ich wird eins mit der Liebe. Dies ist kein Zustand der Leere. Es ist höchste Erfüllung. Mit der Liebe wird das ganze Leben in tiefster Dankbarkeit erlebt.

Gedanken beinhalten große Kraft. Der Gedanke ist geistiger Natur. Jetzt ist die Zeit, wo die große Saat durch hohe Gedanken gesät wird. Ein Denken an das große, geistige Lebensgesetz mit Anerkennung und Hingabe vor dem Lebendigen führt zu innerem Wachstum. Die Gedanken, die jetzt gedacht werden, sind die Saat, die Frucht hervorbringen. In späteren Jahren wird dadurch Verwirklichung eintreten.

Es gibt im Inneren keine Ungerechtigkeit. So kann es auch in unserem ganzen Leben keine Ungerechtigkeit geben. Die Gedanken, die jeder in sich trägt, bewegen das äußere Leben. Je höher die Ideale sind, desto größer wird die Entwicklungsspanne in geistiger Hinsicht. Alle geistige Übung erfordert Hingabe und Bereitschaft zur Selbstaufgabe.

Verwirklichung ist kein Zustand der Anstrengung. Jedoch erfordern die Wege ein konsequentes Streben und eine solide Lebensführung. Unaufhörlich müssen wir nach der Wahrheit suchen und das Leben von innen heraus erforschen.

Wahrheit drückt sich immer von innen her aus. Sie kann nicht von oben herab bestimmt werden. Vieles erscheint im Leben schwierig, Probleme geben Bedenken und machen schwankend. Durch die geistige Übung wird die innere Aufgabe erspürt und für das Bewußtsein gegenwärtig. Eine Kraft tritt heran und bringt Gewißtheit. So wird das Innere das Äußere überwinden. Das Leben bleibt als einzige Wirklichkeit, es bleibt in uns. Es ist die fortwährende Einheit ohne Anfang und ohne Ende.

Geistiges Üben muß man erst lernen. Es erfordert tiefes Hineinspüren in die Zusammenhänge des Lebens. Besinnung ist die Grundlage. Auf die Besinnung erfolgt Anerkennung und auf die Anerkennung erfolgt Verstehen und Verwirklichung. Nur durch die Liebe im Inneren werden wir das Ziel erreichen.

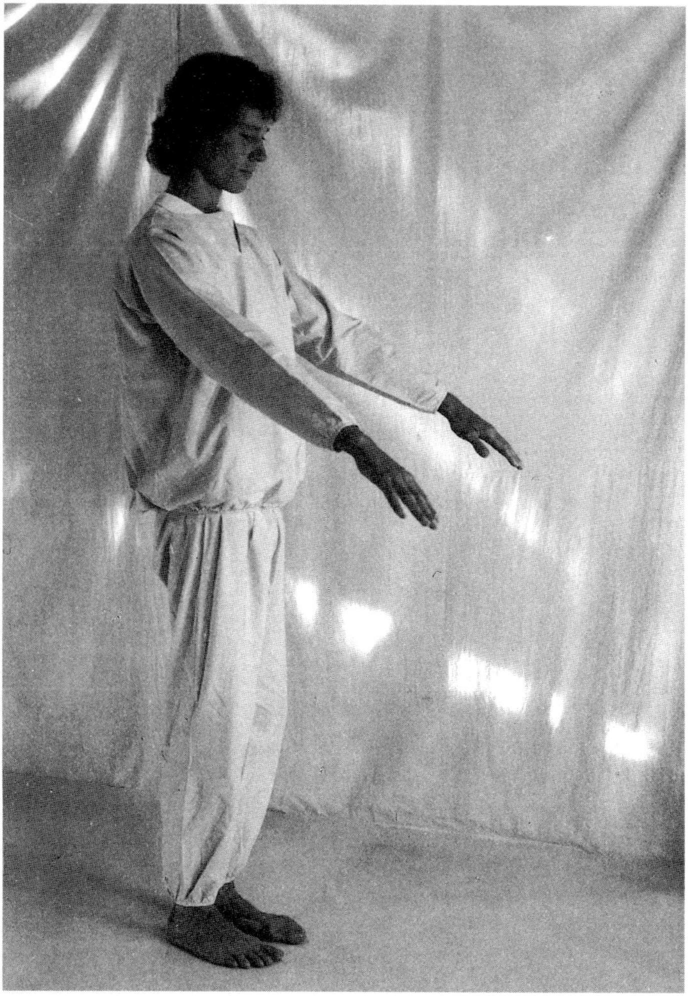

Die Atmung in Beziehung zu Körper, Seele und Geist

Um die Atmung in ihrem lebendigen Zusammenhang zu verstehen, müssen wir die rein körperbezogene Physiologie durch eine bildhaft-geistige Betrachtung erweitern. Der Mensch ist nicht nur Materie, sondern er ist von seelisch-geistigen Kräften in all seinen Anlagen und Wesenszügen durchdrungen. Der Körper in seiner Bauweise und die damit verbundenen physiologischen Abläufe sind Ausdruck des großen kosmischen Geschehens. Was sich innerhalb der materiellen Hülle ereignet, hängt direkt mit einem höher geordneten Rhythmus zusammen.

Der Mensch atmet vom Anfang bis zum Ende seines Lebens. Überall, wohin er sich bewegt, wo er geht und lebt, atmet er. Die bewußte Auseinandersetzung mit der Atemphysiologie in erweiterter Betrachtung soll die innere Erkenntniskraft stärken und zu einem ganzheitlichen Verständnis beitragen. Dieses Verständnis hilft dem Menschen in der Beantwortung der Frage nach seiner Existenz und trägt dazu bei, dem Leben einen tieferen Sinngehalt zu geben.

Mit dem Einatmen nimmt man die Luft unmittelbar in seiner Umgebung auf. Mit dem Ausatmen gibt man die Luft wieder ab. Dieser Vorgang waltet beständig im Menschen. Ein bedeutendes seelisches Element ist nun schon durch diesen rhythmischen Prozeß gegeben. Mit dem Einatmen nimmt man nicht nur materielle Luft auf, man nimmt gleichsam die Sphäre seiner Umgebung auf. Man verbindet sich intensiver mit seinem Umfeld, atmet sich hinein in seine Umgebung. Das Einatmen führt zur Annäherung, zu tieferer Verbindung mit der Umwelt. So kann man dies in erweiterter Betrachtung als Sympathie bezeichnen.

Mit dem Ausatmen ist der gegensätzliche Prozeß verbunden. Die Luft wird abgegeben. Die Atemmuskulatur dehnt und öffnet sich nun nicht wie beim Einatmen, sondern sie zieht sich zusammen, schließt sich in sich stärker. Die beiden Lungenflügel, die man als wirkliche Flügel bezeichnen kann, werden, bildhaft gesehen, eingezogen. So entspricht das Ausatmen der Antipathie der Seele. Es bedeutet Loslassen, Zurückweichen, Abstoßung. Mit dem Schwinden des Brustkorbes läßt der Mensch das Außen los und sucht Abstand. Er weicht von der Umgebung zurück, löst sich von der Sphäre, so wie er sich mit dem Einatmen aktiv mit der Sphäre verbindet.

Die Sympathie und die Antipathie beschreiben die beiden großen Wirkungsfelder der Seele. Jedoch sind diese Bereiche dem Menschen meist unbewußt. Auch die Atmung ist normalerweise ein unbewußter, autonomer Vorgang. Das Ein- und Ausatmen kommt und geht. Man kann sagen, die Atmung führt den Menschen, sie leitet ihn von außen, sie tritt an ihn heran und durchdringt ihn. Sein seelisches Befinden wird dadurch bestimmt. Je nach Lebensweise und Charakterstruktur prägt sich ein individueller Atemrhythmus. Mit diesem ist ein weites Feld von Lebenszusammenhängen verbunden.

Wer die Atmung in ihrer eigentlichen Natur verstehen möchte, muß sich den größeren Wirkungskreis vergegenwärtigen. Fortwährend lebt man in dem seelischen Prozeß des Ein- und Ausatmens. Meist überwiegt eine Seite, die Sympathie oder die Antipathie. Zwischen uns selbst und der Umwelt besteht eine Beziehung. Sie lebt auf unsichtbare Weise in Zuneigung oder Ablehnung. Mit den Mitmenschen tauschen wir uns wechselseitig auf bestimmte Weise aus. Zur Natur leben wir je nach Gemütslage ein *eher aktiveres* Teilnehmen oder *eher passiveres* Vorbeigehen. Manchmal stehen wir mehr fordernd, manchmal mehr betrachtend den Erscheinungen des Lebens gegenüber. Gedanken walten beständig und drücken sich im bewußten Denken nach außen hin aus. Der Gedanke selbst gehört dem geistigen Reich. Der Atem ist in direkter Verbindung mit der seelischen Gemütslage und dieses Befinden ist wiederum in Verbindung mit dem Denken. So formt der Rhythmus des Atems auch den Gedanken, so daß sich ein bestimmtes Denken nach außen offenbart. Antipathie und Sympathie sind im Denken sowie auch im Fühlen verankert. Mit dem Kommen und Gehen der Atmung ist der Mensch in seinem Wesen einheitlich verbunden.

Der physische Atemapparat besteht aus den Nasengängen, den Nasenmuscheln, den Nebenhöhlen, dem Rachen, dem Kehlkopf, der Luftröhre, den beiden Stammbronchien, den Lungen mit den Bronchien und Bronchiolen, und den Alveolen. Diese Alveolen sind die eigentlichen Funktionseinheiten der Lunge. Dort findet auch der Sauerstoffaustausch mit dem Blut und die Kohlensäureabgabe statt.

Die Atmung ist eine Bewegung und Bewegung ist Ausdruck von Leben. Das Zwerchfell trennt den Brustraum vom Bauchraum. Es ist der wichtigste Atemmuskel. Die Welle des Einatmens dehnt das Zwerchfell nach unten. Die Zwischenrippenmuskulatur am Brustkorb wird weiter und gibt den Lungen den nötigen Raum zur Entfaltung. Die Welle der Atembewegung setzt sich fort zu den angrenzenden Gebieten, dem Bauchraum, dem Beckenbereich, den Lenden, auch zu den Schultern und dem Nacken. Diese Bewegung ist sichtbar und subjektiv auch wahrnehmbar.

Die Atemmuskulatur begrenzt diese Bewegung, gibt ihr Halt und Geschlossenheit. Sie ist jedoch nur eine physische Begrenzung. In der Seele gibt es keine Grenzen. So wie die Bewegung sich sichtbar am Brustkorb und Bauch zeigt, so führt sie weiter in die unsichtbare Welt des Inneren hinein. Der Vorgang bleibt unter der wahrnehmbaren Schwelle. Jedoch ergreift uns diese Welle in unserem ganzen Wesen. Unser Körper wird durch das kommende Einatmen im Seelischen durchdrungen. So überschreitet die Atmung die Grenze unserer äußeren Person und führt einen Hauch von innerer Lebendigkeit herbei.

Mit unseren Sinnen leben wir in der äußeren, physischen Welt. Wir nehmen die Bilder der Natur und die täglichen Geschehnisse in ihrer sichtbaren Gestalt wahr. Doch ist in der Tiefe aller Erscheinung eine geheimnisvolle, unsichtbare Welt verborgen. Der Atem ist an den Nasenflügeln, in den Nasenhöhlen, und in der oberen Luftröhre noch spürbar. Auch die Bewegung der Atemmuskulatur ist für das Bewußtsein wahrnehmbar. Unterhalb des Kehlkopfes jedoch verliert sich die Welle des Atems im Unbewußten. Sie ist der direkten Wahrnehmung nicht mehr zugänglich.

In der Übung jedoch tauchen wir mit der Aufmerksamkeit tief in unser Wesen hinein. Übung ist immer ein Bewußtwerdungsprozeß. Wir spüren nicht nur der äußeren Bewegung der Atmung nach, sondern auch der inneren. Das Bewußtsein wird von außen nach innen gelenkt. Die seelisch waltende Kraft der Sphäre ist dabei von Bedeutung. Tief steigt das

Bewußtsein in jene innere Welt des Unbewußten. Der Atem wird tief hineingenommen und die Welle ergreift die gesamte Person. Lebendiges erwacht aus der Tiefe des Wesens. Atmung ist innere Erfüllung. Das Bewußtsein von Empfangen und Sensitivität wächst. Wird der Mensch sich des inneren Geschehens gewahr, richtet er seine Aufmerksamkeit vom Spürbaren auf das nicht mehr Spürbare, so flammt nach außen Lebendiges hervor. Dies ist Dankbarkeit, und Dankbarkeit ist eine Form des Bewußtseins. Das äußere Wahrnehmen wird durchdrungen mit innerer Lebendigkeit. Wer die innere Erfüllung der Atmung spürt, wer hineintaucht in die Tiefe seines Wesens, der wird Dankbarkeit empfinden.

Das Lenken der Aufmerksamkeit nach innen ist nicht auf einen bestimmten Punkt bezogen. Die Atemwelle durchbricht die spürbare, physische Grenze. Diese sensitive Empfindung erweitert das Bewußtsein.

Die Physiologie im herkömmlichen Sinne spricht von innerer und äußerer Atmung. Die äußere Atmung geht dabei bis zur Lungenalveole, die innere Atmung geht weiter bis in die einzelnen Zellen. Der Sauerstoff wird in der Lungenalveole mit den roten Blutkörperchen verbunden und mit dem arteriellen Strom des Blutes in die Arterien und Kapillaren gebracht. Dort sind bestimmte Fermente wirksam, die schließlich den Sauerstoff in die Zellen tragen.

Je mehr man auf die Atmung horcht, desto mehr spürt man in ihr den Hauch des Seelischen. Die Atmung kann nicht in reiner Körperphysiologie verstanden werden. An das äußere Bild ist ein seelisch-geistiger Impuls geknüpft. Nicht als Mensch bestimmen wir die Atmung, sondern sie bestimmt uns. Tauchen wir mit dem Bewußtsein über die äußere Grenze hinweg in die stille Welt des Lebendigen, so erfahren wir Dankbarkeit. Wir empfinden Leben, unsere Zellen atmen, sie nehmen die Sphäre in sich auf, sind ständig in Bewegung. In uns lebt Größeres. Das kosmische Reich ist uns einverleibt und die Atmung zeigt das Lebendige.

Besonders während einer Übung können wir die Qualität der Atmung wahrnehmen und den Hauch als sensible Seelenregung erspüren. Mit dem Einatmen steigt die Wärme des Inneren. Der Sauerstoff trifft in der Lungenalveole mit den roten Blutkörperchen zusammen. Das Blut gibt Wärme. Überall, wo Blut fließt, ist auch die Wärme. Bei fehlender

Durchblutung erkalten die Glieder. Wenn das Blut mit dem Atem zusammentrifft, so verbindet sich die äußere Sphäre mit der inneren Wärme. Das Blut beschreibt die individuelle Ich-Tätigkeit. Indem der Mensch »Ich« sagt, erhebt er sich und das Blut mit seiner Wärme ist der physische Träger dieser Ich-Kraft. So gibt dieses Zusammentreffen des Blutes mit dem Sauerstoff die Aktionskraft nach außen. Wenn wir uns tatkräftig nach außen geben, so können wir diese aufwallende Begeisterung spüren. Nach innen wird dabei eine seelische Note gegeben.

Das Einatmen gibt Begeisterung und dies ist die Sympathie der Seele. Das Ausatmen bringt Loslösung, und das ist die Antipathie der Seele. Mit dem Einatmen ist Wärme verbunden, mit dem Ausatmen dagegen Kälte. Kohlensäure wird vom Blut wieder abgegeben und auf dem Atemweg ausgeschieden. Das Ausatmen läßt die Begeisterung schwinden. Das Feuer der Seele erlischt. Auch die Nerven und der Kreislauf werden zur Ruhe gebracht. Die Ausatemphase ist die Zeit der körperlichen Ruhe. Sie ist ebenfalls wichtig. Neue Tat kann erst wieder nach der Loslösung entstehen. Was der Mensch in dieser Phase als Kälte erspürt, ist das Ruhigwerden des Körpers; die Aktionskraft weicht. Damit dient diese Phase besonders der Bewußtwerdung und der Besinnlichkeit.

Sauerstoff und Kohlensäure haben sehr unterschiedliche Wirkungen auf den Körper. Der Sauerstoff gilt als der eigentliche Träger und Erhalter des Lebens. Ohne Sauerstoff würde der Mensch schon nach kurzer Zeit in einen Zustand der Bewußtlosigkeit fallen. All seine Lebensfunktionen würden schließlich auch erlöschen. So wird auch diesem Element in Heiltherapien die wichtigste Bedeutung beigemessen.

Die Übungen der Atemschulung sollen zu einer besseren Durchlüftung der Lungen beitragen und sollen durch die aktive Körperschulung die Atemkapazität erweitern. Damit ist auch eine Steigerung des Wohlbefindens zu erzielen. Mit guter Sauerstoffversorgung wird auch das Gehirn klarer, die Konzentration besser und die gesamte Vitalität steigt. Der Übende spürt eine Steigerung des Selbstbewußtseins. Die Ausstrahlung seiner Person wird stärker.

Das ist nur eine Auswirkung, die sich auf das konkret faßbare beschränkt. Es ist jedoch nur ein Bereich des Lebens. Der Sauerstoff wirkt auf das äußere, sichtbare Leben, und er hat auch in der Medizin den ersten Platz. Man kennt seine Wirkungen und kann ihn damit zur Erhaltung des Lebens verwenden.

Die Kohlensäure dagegen ist das Endprodukt der Atmung. Sie muß auf dem Blutweg zurück zur Lungenalveole gebracht werden, um über die Atemwege wieder nach außen gelangen zu können. Kohlensäure würde sonst im Körper eine Giftwirkung entfalten.

Nun ist für das Verständnis der Atmung in seelisch-geistiger Hinsicht die gegensätzliche Wirkung von Sauerstoff und Kohlensäure hervorzuheben. Sauerstoff wird um so mehr gebraucht, je aktiver gearbeitet wird. Auch wenn die Gedanken lebhaft fließen, wird viel Sauerstoff benötigt. Gerade das Gehirn muß mit diesem Stoff beständig versorgt werden, sonst würde es zu Ohnmachtsanfällen kommen. Denken benötigt fortwährend Sauerstoff, weil im Gehirn feine Verbrennungsvorgänge stattfinden. Diese brauchen den Sauerstoff und ermöglichen damit das Denken.

Mit dem Leben ist jedoch auch eine andere Seite verbunden, die ebenfalls wichtig ist. Es ist die Meditation und das damit verbundene innere Erleben. Sie stellt zu der äußeren Seite, der aktiven, die Sauerstoff benötigt, eine Kehrseite dar.

Die Atmung verändert sich in der Meditation, denn während dieser wird das Denken ruhig. Der Meditierende löst sich ganz von äußeren Zielen, blickt nach innen und geht ganz in dem Bewußtsein der Raum- und Zeitlosigkeit auf. Er ist körperlich wie auch geistig ganz entspannt, da er sich nicht mit einem äußeren Eindruck oder Gedanken identifiziert. Die Aufmerksamkeit ruht im Inneren, und das Bewußtsein ist frei von der Körperlichkeit. Tiefe Meditation führt annähernd zu einem Atemstillstand.

Der Meditierende lebt nun nicht vom Sauerstoff, sondern von der Wirkung der Kohlensäure. Er ist während der Innensicht in seinem Wesen ein anderer. Er nimmt nicht teil an den vergänglichen Geschehnissen, er ist nicht gebunden an das irdische Leben. So braucht er auch keinen Sauerstoff. Die Kohlensäure entfaltet nun nicht eine Giftwirkung, sondern sie verwandelt sich in Kohlenstoff und dieser gibt dem Leib wieder soviel Kraft, daß er leben kann.

Die Übungen des Atems wirken alle auf das Bewußtsein. So ist auch eine Veränderung im Kohlensäure-Sauerstoff-Haushalt gegeben. Besonders intensiv sind in dieser Hinsicht die Pranayamaübungen des Yoga. Durch Schulung des Atemrhythmus kann erzielt werden, daß in der Minute nur noch ein Atemzug notwendig ist. Aber auch die Übungen der »Freien Atemschule« wirken so auf das Bewußtsein, daß der Mensch – wenn auch nur gering – von der Kohlensäure leben lernt. Er baut zu seinem nach außen gerichteten Bewußtsein mehr Innerlichkeit und Ruhe auf. Sein Wesen wird durch die Übungen auf meditatives Erleben vorbereitet. So gewinnt er Einsicht zu tieferen Lebenszusammenhängen und findet einen Bezug zu Gott als den Schöpfer des Inneren.

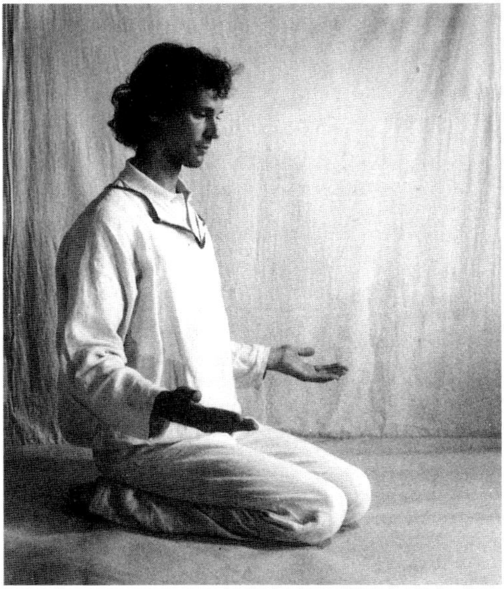

Die Freie Atemübung

Der Name »Freie Atemübung« ist deshalb gewählt, weil die Atmung in ihrer Bewegung, in ihrer natürlichen Tiefe und Intensität sowie in ihrem Rhythmus ungehindert zugelassen wird. Durch Bewegungsübungen und bestimmte meditative Vorstellungen wird die Atmung auf indirekte Weise geschult. Sie gewinnt dadurch eine wohltuende Ausgleichsfunktion für den Körper und auch für das seelische Befinden.

Die meisten Menschen haben eine Fehlatmung. Bei manchen ist sie deutlich ausgeprägt, bei anderen ist sie nur auf sehr subtiler Ebene erkennbar. Die Korrektur kann nun nicht durch direkte Atemlenkung erreicht werden, denn jede körperliche Erscheinung hat eine Parallele zum seelischen Befinden und somit in letzter Konsequenz immer eine geistige Bedeutung. Der Eingriff in den Atemrhythmus erfolgt indirekt über die Körperübung. So soll dieses Kapitel über die Freie Atemschulung zur Bewußtwerdung innerer Zusammenhänge dienen und soll darüber hinaus verschiedene Möglichkeiten zeigen, wie man Übungen zur seelisch-geistigen Entwicklung benützen kann. Es wird nicht nur der physische Körper angesprochen, sondern durch tieferes Verstehen und Erkennen werden sogleich auch die feinstofflichen Wesensglieder in der Übung bewußt erspürt. Dadurch findet die Persönlichkeit auf höherer Ebene Ausgleich und Heilung.

Die Freie Atemübung wird mit verschiedenen Bewegungen praktiziert. Jede Bewegung wirkt auf die Atmung und verändert die Tiefe, die Intensität, die Qualität und auch den Rhythmus. So wird beispielsweise bei langsamen Bewegungen, die sehr bewußt und konzentriert ausgeführt werden, die Atmung weicher, der Rhythmus gewöhnlich langsamer und die Tiefe der Atmung nimmt ab.

Bei anstrengenden Bewegungen ist mehr das Gegenteil der Fall. Die Atmung paßt sich den veränderten Bedingungen an. Sie wird natürlicherweise schneller, tiefer und in der Intensität fülliger. Je freier die

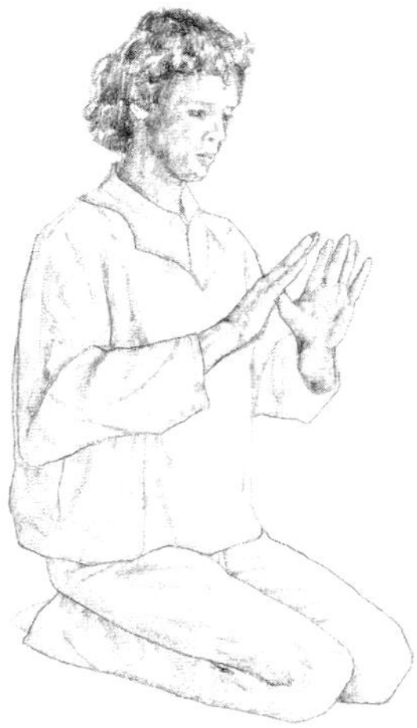

Atmung zugelassen wird, desto natürlicher gleicht sie sich dem Krafteinsatz des Körpers an. Die »Schiefe Ebene« ist ein Beispiel, bei der die anstrengende Bewegung eine heftigere Atmung erfordert.

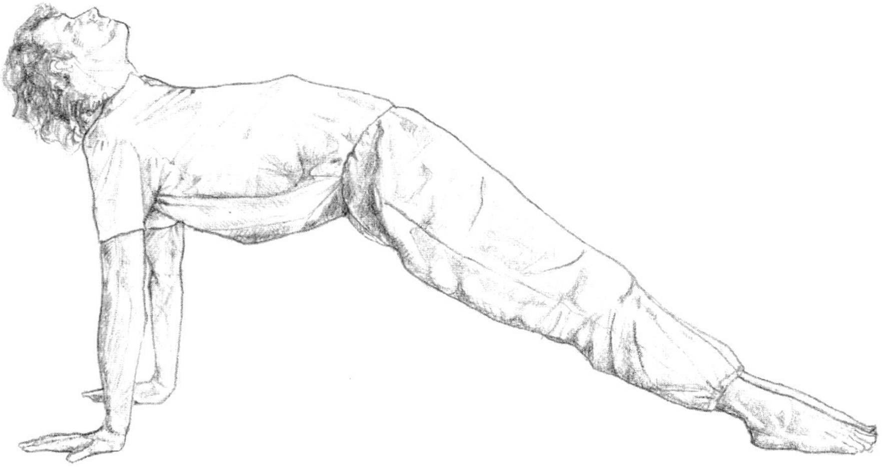

Diese Bewegungen sind im einzelnen auch sehr bedeutungsvoll. Dabei kann vom äußeren Bild oft schon die Wirkung der Übung erahnt werden. Dehnt der Übende, beispielsweise wie bei der »Schiefen Ebene«, die ganze Vorderseite seines Körpers, so öffnet er sich damit mit seinem

Wesen nach außen. Die Atmung wird schneller, vor allem wird die Einatemphase sehr betont. Dies bedeutet, daß er mit dem Öffnen nach außen die seelische Eigenschaft der Sympathie fördert. Oder er breitet die Arme nach vorne aus, bewegt seine Aufmerksamkeit in den weiten Raum hinaus und versucht sich damit für die Umgebung empfänglicher zu machen. Sensibilität drückt sich darin aus.

Die Freie Atemübung ist im Gegensatz zur Atemführung, wie es bei den Pranayamaübungen der Fall ist, völlig gefahrlos. So sind die Übungen für jedermann gleichermaßen geeignet, sowohl für den geistig Strebenden als auch für den, der Ausgleich und Harmonie für seine seelische Verfassung sucht. Mit allen Übungen ist ein inneres Erleben verbunden. Mit dem weiten Hinausgreifen der Arme fühlt sich der Ausführende in die Sphäre hinein und erlebt sich in dieser Beziehung von innen nach außen.

Es wird vor allem Harmonisierung und Ausgleich durch die Übungen gewonnen. Wer sie praktiziert, entdeckt jene Ruhe und Stille in seiner Person wieder, die sonst durch Rastlosigkeit des Gemütes und Hast der Gedanken überschattet wird.

Obwohl die Atemarbeit in erster Linie eine Arbeit mit dem Bewußtsein ist, wirken doch die gesamten Übungen sehr günstig bei den verschiedensten Beschwerden. Die Harmonisierung der psychischen Verfassung und die Erweiterung des Bewußtseins bringt für viele Krankheiten und Leiden Erleichterung oder sogar auch Heilung. Die inneren Organe, die eine besonders intensive Strahlkraft auf den Körper werfen und dadurch wieder die ganze Gemüts- und Stimmungslage beeinflussen, werden durch die freie Bewegung des Atems mit heilsamer Energie versorgt. Durch diese intensive Organwirkung spürt man wohltuende Ströme und fühlt sich körperlich leicht und entspannt. Das Nervensystem wird gestärkt, so daß die Aufnahmefähigkeit steigt und sich die Konzentration verbessert.

Gerade die inneren Organe stehen mit unserem Bewußtsein in Verbindung. Der Zustand des Empfindens während und nach der Übung läßt sich sehr schwer beschreiben, denn er unterliegt der direkten Erfahrung. Je mehr sich Organe von Anstauungen befreien, je mehr sie ihre natürliche, ungestörte Funktion entfalten, desto harmonischer gleiten alle feinstofflichen Energien und man fühlt sich wacher, befreiter, man fühlt sich so leicht, als hätte man kein Körpergewicht. Das Bewußtsein ist in diesem Zustand geöffnet und damit bereit, neue Eindrücke zu empfangen.

Wie ein Nadelwald sich der rhythmischen Bewegung des Windes anpaßt, so paßt sich der Übende dem freien Fluß der Atmung an. Er empfindet sich mit seinem Körper in ein größeres Geschehen eingefügt und erfährt die Atmung als lebendigen, alles durchdringenden Strom.

Die Atmung ist eine sich rhythmisch bewegende Welle. Sie kommt und geht, ergreift den Menschen, trägt ihn, löst sich wieder und verflacht nach außen. In der Übung öffnet man sich bewußt dieser gleitenden Welle, beobachtet das Steigen und Verflachen. Der Wille greift jedoch in diesen Vorgang nicht ein. Er bleibt passiv, gleichsam wie ein Zuschauer. Das Bewußtsein ist aktiv beteiligt. Die Atmung wird angenommen, sie wird als Größeres erkannt. Der Übende empfindet auf sehr sensible Weise seinen Körper. Er erlebt sich in seiner eigenen Gestalt und gibt sich aufmerksam der Welle der Atmung hin. So erfährt er sich selbst in lebendiger Anteilnahme und erlebt sein Umfeld mit der Bewegung der Atmung.

Die Freie Atemübung erfolgt immer mit körperlichen Bewegungen. Ähnlich wie bei den Asanas, den Körperübungen des Yoga, wird entweder eine bestimmte Stellung eingenommen, oder es wird eine fließende Bewegung ausgeführt.

Was bedeutet nun die Bewegung des Körpers? Welche innere Seite läßt sich an ihr erkennen? Wenn die Glieder hinausbewegt werden, wenn die Arme in den weiten Raum tasten, können wir ahnen, daß in der Seele nun etwas Bedeutungsvolles geschieht. Unter der sichtbaren Schwelle findet ein tiefer Prozeß statt.

Unser Wesen besteht aus Körper, Seele und Geist. So ist bei jeder körperlichen Regung ein seelisches und geistiges Element mitbeteiligt. Feinstoffliche Hüllen umgeben unsere physische Natur, unseren materiellen Körper. Wir besitzen geistige Wesensglieder. So müssen wir die Atmung in einem lebendigen Zusammenhang studieren und bildhaft unsere Vorstellung über das rein Physische hinaus erweitern. Mit den Sinnen kön-

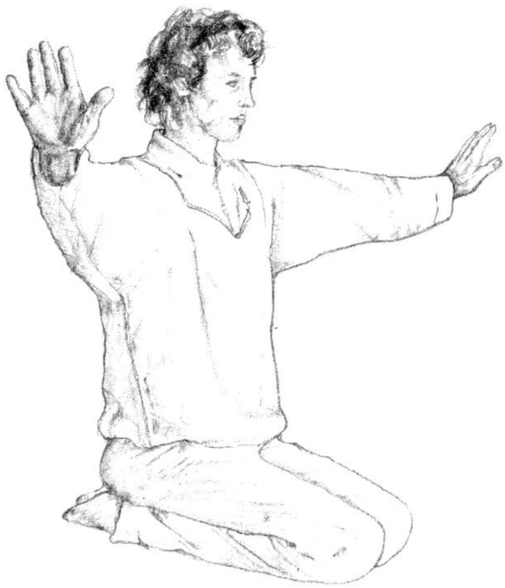

nen wir das innere Geschehen der Atmung nicht erfassen, doch in der Tiefe der Seele können wir die große Bedeutung erahnen.

Die Bewegung ist Atmung. Sie ist nicht direkt wie der physische Atemapparat zu verstehen. Aber verinnerlichen wir das Bild, dann sehen wir deutlich eine umgewandelte Atemtätigkeit in der Bewegung.

Wie das Einatmen der Kraftfülle des Körpers und der Sympathie der Seele entspricht, ist es nun die Bewegung gleichermaßen, die sich in die Weite des Sphärischen hineinatmend erlebt. Das Zurückkehren zur Ausgangslage entspricht der Antipathie, der körperlichen Entspannung, dem Zurückweichen aus der Sphäre.

Bei der Bewegung wird nicht Kohlensäure abgegeben, sondern es fällt Milchsäure an. Dies zeigt den lebendigen, verwandelten Prozeß der Atmung in der Bewegung. Beide tragen Seelisches in sich.

Die Bewegung läßt sich nun in zwei große Gruppen teilen. Die eine ist die dynamische Körperbewegung, die andere ist die stillstehende Bewegung, die statische Körperhaltung. Wieder von einer inneren Seite her können wir diese beiden unterschiedlichen Formen der Körpersymbolik betrachten. Dabei müssen wir von der physischen Seite ausgehend den Blick auf tiefere, innere Zusammenhänge richten. Dadurch können wir das verborgene seelische Element erahnen.

Die dynamische Bewegung, die nun in der Form der Übung sehr langsam und bedachtsam praktiziert wird, entspricht einem menschlichen Sinnesorgan, das eine sehr umfassende Bedeutung hat. Wenn die Bewegung hinausgleitet, tastet der Übende sich hinaus in den Raum. Er bereitet sich auf die Wahrnehmung des Äußeren vor. Dies entspricht dem Tasten, dem Erspüren durch die Tastorgane. Die Aufmerksamkeit wird gezielt auf die feinere Wahrnehmung gelenkt. Zugleich aber bleibt er in dem Bewußtsein seiner inneren Weite und Unbegrenztheit.

In dieser Körpersymbolik haben wir jene Eigenschaft, die einem menschlichen Sinnesorgan entspricht. Dieses Sinnesorgan des Tastens ist ganz geistiger Natur, denn es führt eine unbefangene Aufgabe der Wahrnehmung aus. Es nimmt nicht nur Physisches wahr, sondern auch Geistiges. Aus der übersinnlichen Welt geboren, behält das Tastorgan auch seine geistige Natur bei, doch liegt es an der Empfänglichkeit unseres Bewußtseins, ob wir durch Tasten auch den geistigen Impuls wirklich bemerken. Nicht die Sinne selbst sind es, sondern das Bewußtsein, das sinnliche und übersinnliche Dinge aufnimmt.

Geht die dynamische Bewegung nun in eine statische Haltung über, können wir gemäß unserer Betrachtung dies als stillstehende Atmung bezeichnen. Die Bewegung ist untergetauchte Atmung. Die physische Atmung fließt weiter, die Körperglieder jedoch verharren unbewegt. Stille wird erlebt und diese wirkt tief nach innen. Schweigend zeigt sich die Seele.

Der Körper sensibilisiert seine Wahrnehmungsorgane. Während der Übende die statische Haltung beibehält, bleibt er sich seiner selbst bewußt. Er verharrt in wachsamer Umsicht und beobachtet die feinen Veränderungen in seinem Körper und seinem Empfinden.

Die Erfahrung ist immer auf körperlicher und seelisch-geistiger Ebene zugleich. Unser Leib ist in Seele, Körper und Geist differenziert und doch ein einheitliches Gebilde. In der statischen Haltung ist die Bewußtwerdung am größten. Über die Sinne wird das Geistige angesprochen. Jene Sinne, die die Welt erspüren und die aus dem kosmischen Licht geboren sind, richten sich aufmerksam in die stille Bewegungspause. Es ist das Hören. Der Mensch erlebt in der stillstehenden Bewegung jenen geistigen Impuls des Hörens.

Mit diesen Bildern soll die Atmung in ihrem größeren Wirkungsfeld erlebt werden und der Übende kann sich in ein lebendiges Begreifen seiner Person hineinfühlen. Er kann ebenfalls mehr Sensibilität gegenüber anderen Menschen entwickeln und dadurch sein Umfassungsvermögen auf höherer Ebene des Bewußtseins stabilisieren. Die formenden Kräfte des Seelisch-Geistigen werden erspürt. Nicht eigene Impulse des Ich-Willens bewegen die Atmung. Ein großes, umfassendes Geschehen ist damit verbunden. Wir atmen beständig, wir bewegen uns und wir nehmen durch unsere Sinne fortwährend Eindrücke auf. Die Erfahrungen sind unterschiedlich und so ist auch die Freiheit des Bewußtseins individuell unterschiedlich.

Mit unserem Dasein ist uns eine bestimmte Lebenssituation gegeben. Man kann sagen, sie ist uns durch das kosmische Weltengesetz auferlegt. Das Individuelle unserer Person ist nicht alleinig das Produkt unseres eigenen Wünschens und Wollens. Es ist geformt durch das Zusammenwirken von geistigen Kräften und eigenen Antriebskräften. Eine innere Struktur ist uns durch die Anlagen gegeben worden. So ist damit auch unser Körper und zum Großteil auch unser seelisches Befinden geprägt. Wir können Wünsche äußern, jedoch unseren Willen können wir nicht frei entfalten. Aus dem gegenwärtigen, aber nicht greifbaren, geistigen Reich sind wir in der Tiefe unseres Wesens bestimmt. Indem im Inneren das Kosmische angelegt ist, tragen wir die Unendlichkeit und damit unser ganzes Schicksal in uns. Alles was wir tun, alle Handlungen und Verrichtungen, sowie alle Begebenheiten sind von Innen, von uns selbst gewollt. Nichts geschieht in unserem Leben, was nicht von diesem Ursprung gewollt wäre. Jedoch bleibt diese Schicht unseres Wesens von äußeren Eindrücken und Empfindungen überlagert.

In der Freien Atemübung erleben wir ein großes, geformtes Verhältnis in uns. So, wie sich unsere Person auf einzigartige, von anderen verschiedene, Weise offenbart, können wir diese Individualität als das Produkt von eigenen Antriebskräften und kosmischen Kräften erkennen. Diese Erkenntnisse, die auf Erfahrungen des Bewußtseins beruhen, führen zur Identifikation mit dem persönlichen Werdegang. Diese Erkenntnisse lassen auch viele Widersprüche im Leben verschwinden. Auf die Erfahrungen erfolgt Annehmen, und dies ist in der Entwicklung des Bewußtseins der erste Schritt zur Freiheit.

Während der Freien Atemübung bleibt der Rhythmus des Ein- und Ausatmens stets natürlich. Nur indirekt wird der Rhythmus durch Körperbewegungen verändert. Im alltäglichen Leben ist dies beständig der Fall, denn wir bewegen uns und die Atmung paßt sich automatisch den Verhältnissen an. Durch Anspannungen oder Entspannungen wird der Rhythmus beeinflußt. Aber auch Gedanken beeinflussen die Atmung. Ängstliche Gedanken machen ihn schneller, besinnliche Gedanken machen ihn langsamer. Nun wird in der Übung dieses unbewußte Geschehen bewußt erfahren. Im Hören, der statischen Bewegung, erlebt man die Stille des Innenraumes und läßt sich dabei von der Welle des Ein- und Ausatmens tragen. Im Ertasten, der dynamischen Bewegung, schärft man die Wahrnehmung nach außen und beobachtet gleichzeitig die sich sanft verändernde Schwingung des Atems.

Die Atemübung führt zu mehr Bewußtheit in den persönlichen Bereichen und ordnet die inneren Verhältnisse von Körper, Seele und Geist. Die Beziehung zur Weite des Kosmischen wird erfahrbar. Dieses Kosmische lebt im Inneren wie im Äußeren. Im Hören und Ertasten erlebt der Übende den Bezug seiner Individualität zum Universellen.

Wie der weite Blick auf das offene Meer zu einem Erlebnis von Unbegrenztheit führt, ist es in der Übung der freie Fluß der Atmung, der das Bewußsein für Weite öffnet und somit die individuellen Möglichkeiten über Grenzen hinwegführt.

Wer sich lange Zeit auf meditative Weise mit dem Leben auseinandersetzt und in die Tiefen der Seele hineinspürt, wird schließlich aus den Erfahrungen jene Erkenntnis der allumfassenden Liebe gewinnen. Diese Erfahrung zeigt sich nicht oberflächlich, denn mit dieser öffnet sich eine neue Realität. Sie bringt innere Erfüllung, das Leben wird sehr plötzlich ohne Begrenzung durch Raum und Zeit in der eigentlichen Größe erlebt. Dies ist immer ein sehr einschneidendes Erlebnis, das mit Worten nicht beschreibbar ist. Jedoch bricht mit diesem Erlebnis auch jede äußere Struktur. Dies wird als heftiger Schmerz erlebt, denn die bisher erlebte Realität wird dem Menschen genommen, wird plötzlich zur Illusion. So ist ein Schmerz mit dieser Erfahrung verbunden. Der Mensch erlebt das Erwachen des Geistes mit dem Schwinden der gewohnten Realität. Diese Stufe bedarf jedoch langer Vorbereitung. Wir leben in unserem Dasein nicht das höchste Ideal, verkörpern in unseren Handlungen und Arbeiten nicht die selbstlose Liebe. Doch ist sie in uns vorhanden. Wir tragen sie als Unendlichkeit in uns. Die Übung soll uns Schritt für Schritt näher zur Anerkennung des universellen Lebensgesetzes führen. Das Wesenhafte soll erkannt und im ganzen Leben erfahren werden. Geistige Entwicklung ist Bewußtwerdung der Liebe im Inneren.

Durch die Verhältnisse in der gegenwärtigen Zeit leben wir in einem Zustand der Disharmonie. Unsere idealistische Vorstellung ist getrennt von den tatsächlichen Umständen. Dies bedeutet, daß wir weite Wege der Entwicklung gehen wollen und auch müssen. Einheit im Leben ist nur durch die Entwicklung des Bewußtseins möglich. Das Üben des Freien Atems soll zu mehr Bewußtheit führen und das Sein über die äußeren Schranken heben. Auf höherer Ebene wird somit die ganze Persönlichkeit stabilisiert.

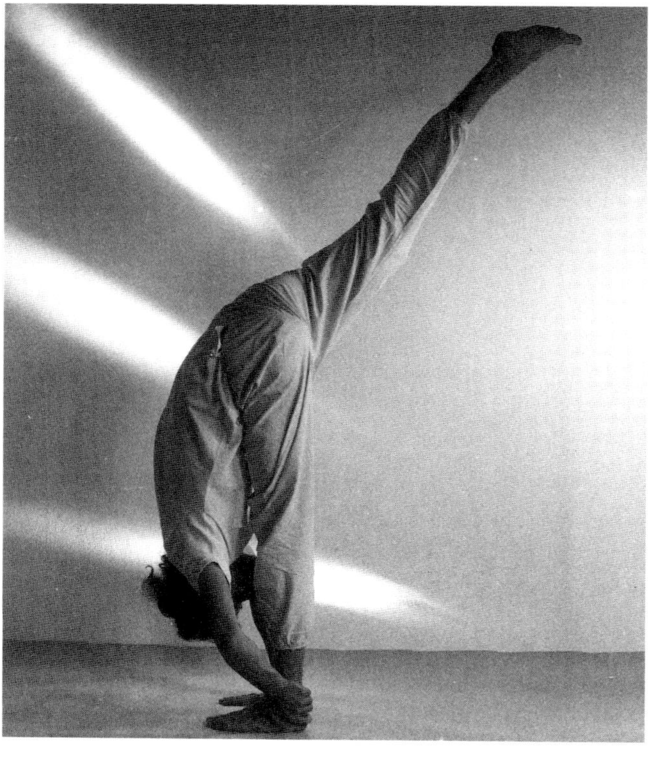

Praktische Gesichtspunkte zur Freien Atmung

Die Übungen der Freien Atemschule wirken auf den Körper harmonisierend, steigernd auf das seelische Befinden und fördernd auf das Bewußtsein und auf die Bewußtheit. Stabilität wird durch aktive Körperschulung in der Wirbelsäule, in den Gliedern und Gelenken erarbeitet. Diese körperliche Schulung ist sehr wichtig, denn auf ihr baut sich die Basis zum Selbstvertrauen auf.

Ist der Körper stabil und gesund, ist damit eine gute Voraussetzung für die seelisch-geistige Entwicklung gegeben.

Nehmen Sie sich für die Ausführung einer Übung oder eines Übungszyklus Zeit. Wenn Sie sehr wenig Zeit haben, genügen 10 Minuten. Doch diese 10 Minuten sollten Ihnen dann ganz zur Verfügung stehen. Während der Ausführung einer Übung treten Sie ganz aus dem alltäglichen Leben heraus. Die Zeit, die Sie sich für die Ausführung nehmen, sollte ganz Ihnen gehören. Solange Sie noch in Gedanken halb im Alltag stehen, können Sie den Atem nicht in der freien Bewegung zulassen. Deshalb nehmen Sie sich diese Zeit und blicken Sie nach innen, zur Tiefe Ihres Wesens.

Breiten Sie eine einfache Decke am Boden aus. Der Raum zum Üben sollte sauber, angenehm und von der Atmosphäre her stimmig sein. Gute äußere Bedingungen helfen Ihnen, vom üblichen Tagesgeschehen Abstand zu nehmen.

Leichte Baumwollkleidung, die angenehm am Körper anliegt, ist empfehlenswert. Wenn möglich, zünden Sie eine Kerze an, bevor Sie mit der Ausführung einer Übung beginnen. Üben ist eine Zeit der Besinnung. Eine äußere Ordnung hilft zur Innerlichkeit und läßt das Üben zur Freude werden.

Gerade die Innerlichkeit ist das Bedeutungsvolle. Die Übungen wirken von Anfang an. Die beiden wesentlichen Grundkräfte der Seele werden durch sie angesprochen: Das Denken und das Wollen. Diese Kräfte sind dem Menschen zu seiner Entwicklung für das Leben gegeben worden.

Das Denken ist an den Gedanken gebunden. Gäbe es nicht den Gedanken, würde sich der Mensch der Kraft des Denkens nicht bedienen können. Der Gedanke selbst entstammt ganz dem geistigen Reich. Wie die Maschine nicht ohne die Idee des Technikers entstehen kann, so benötigt auch das Denken die Schaffenskraft des Gedankens.

Für die Übung des Atems ist diese sorgfältige Unterscheidung zur inneren Erkenntnis notwendig, denn gerade das Denken wird durch die Atmung angesprochen. Vertieft man sich in das Strömen und Fließen, in das Kommen und Gehen der Atemwelle, so löst man sich von äußeren Eindrücken und Vorstellungen. Man horcht auf die Atmung und horcht damit auf einen unendlichen Rhythmus. Das Bewußtsein wird direkt angesprochen. Diese besinnliche Beobachtung des Atems führt das Denken von äußeren Zielen zu tieferer Erkenntnis. Die Dinge werden nicht mehr von außen beurteilt, sondern durch ihre innere Natur betrachtet. So berührt man durch das Bewußtwerden des immerwährenden Atems die innere Seite des Lebens. Man kommt mit seinem Denken in eine andere Dimension. Man berührt das Schöpferische, den Gedanken selbst.

Auch der Wille des Menschen lernt vom Atem. Dies ist ebenfalls ein tiefer Erkenntnisprozeß. Wie oft verrennt man sich in eine Idee oder in eine Sache? Wie oft arbeitet man verzweifelt an einem Projekt und merkt, wie es an den eigenen Kräften zehrt? Der Mensch kann im Leben wählen, jedoch hat er keine Freiheit im Willen. Er ist mit seinem Inneren an ein kosmisches Gesetz gebunden. Oftmals gewinnt ein äußeres Ziel über das Innere die Oberhand, und man glaubt mit dem Erreichen einer Sache an einen Höhepunkt zu kommen. Ein Höhepunkt wovon? Wird man sich der Atmung bewußt und damit sich dem Leben als eigentliche Kraft, dann sieht man die Vergänglichkeit seines Tuns. Man wird sich eines wesentlich bedeutungsvolleren Wertes bewußt. Das äußere Erreichenwollen verliert an Wichtigkeit. Man findet Ruhe durch die Erkenntnis des Unvergänglichen.

Der Atem ist der Lehrer für das Denken und Wollen. Wer sich selbst finden möchte, muß sich dieses Verhältnisses bewußt werden. Die Grundkräfte der Seele müssen im Leben reifen. Man kann keine Selbstaufgabe und Selbstverwirklichung üben, wenn Denken und Wollen nicht geschult werden. Dies ist ein natürlicher Reifeprozeß für die Persönlichkeit. Tiefere Erfahrungen über das Leben werden dadurch gewonnen. Die Atmung steht mit der Weite des Kosmischen in Verbindung, sie ist der Lehrer für das Denken und Wollen. Dies wird in der Übung erlebt, denn die Übung leitet einen seelisch-geistigen Entwicklungsprozeß für das Leben ein. Die weitere Aufgabe besteht in der bewußten Auseinandersetzung mit den Geschehnissen des Daseins. Das Denken reift zur Klarheit durch aktives Erkennen, und der Wille wird stark und ausdauernd durch Bescheidenheit im Tun und Anerkennung des kosmischen Gesetzes.

Die Übungen sollten immer als ein Teil für sich gesehen werden. Sie entfalten auch bewußteres Atmen im täglichen Leben. Es sollte jedoch nicht versucht werden, ständig bewußt zu atmen, denn dies würde das Nervensystem belasten und das eigene Ich zu sehr an die Körperlichkeit binden.

Günstig ist es, täglich eine, zwei, drei oder mehrere Übungen auszuführen. Dabei kann ein anstrengender Zyklus mit einer meditativen Bewegungsübung verbunden werden. Tritt man täglich durch eine Bewußtseinsübung aus dem üblichen Geschehen heraus, entfaltet sich ein intensives Kräftewirken, das sich stabilisierend und harmonisierend auf die persönliche Entfaltung auswirkt.

Bewußte Sensibilisierung der Bewegung (Übung)

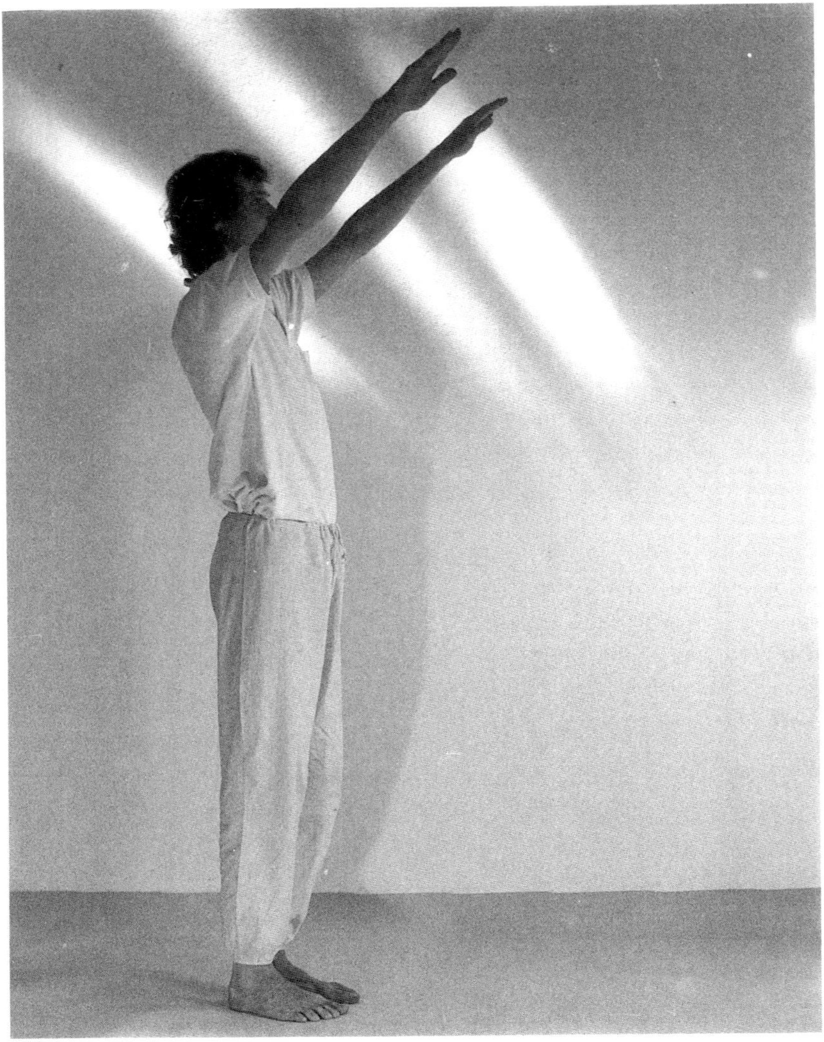

Unsere gegenwärtige Zeit ist geprägt durch Sensibilität. Weit mehr als früher wird der Körper in seinen feinstofflichen Hüllen wahrgenommen. So hat sich auch die körperliche Konstitution gewandelt. Die Nerven und Sinne sind bei sehr vielen Menschen für sensible Reize und Eindrücke empfänglich, die körperliche Stabilität ist jedoch bedeutend schwächer als früher. Dies führt zu mehr Unruhe und Unstetigkeit im Wesen.

Unruhe ist ein Zeichen von fehlendem Gewahrsein. Es bedeutet, daß der Mensch sich seines Inneren und seiner Wesenhaftigkeit nicht bewußt ist. Der Körper besitzt eine Seele, und diese ist von äußeren Reizen überschattet. Unruhe macht das Leben schwankend. Sie zeigt sich nach außen in verschiedenen Formen und Graden. So zeigt sich Nervosität in erhöhten Spannungszuständen oder sie zeigt sich in Erschöpfung und Trägheit. Wohl jeder Mensch kennt die Folgen von Reizüberflutung und die damit verbundene nervliche Belastung.

Wesentlich ist das bewußte Umgehen mit den verschiedenen Lebensanforderungen. Das eigene Selbst muß stark sein. Eine Kraft muß in der Persönlichkeit vorhanden sein, sonst ist der Mensch ein Spielball der äußeren Reize.

Eine Übung ist immer eine Rückbesinnung zum eigenen Wesenskern. Das Ich soll erlebt werden. Damit soll auch das Wesentliche vom Unwesentlichen unterschieden werden. Gerade für den sensitiven Menschen ist Unterscheidungsfähigkeit notwendig, denn sie gibt ihm Halt, sie festigt seine Persönlichkeit. Wer sensitive Anlagen in sich trägt, spürt und erlebt die Geschehnisse des Lebens intensiver, er nimmt mehr auf und hat infolgedessen auch mehr zu verarbeiten. Er benötigt die aktive Erkenntnis der Unterscheidung. Damit hält er die Ordnung in sich aufrecht. Das Bewußtsein kann sich frei entfalten, es wird nicht von fremden Eindrükken, die nicht erwünscht sind, besetzt.

Die Bewegung ist eine Ausdrucksart. Vom eigenen Ich wird nach außen hin etwas ausgedrückt. Der Körper wird dabei erlebt, die Atmung in ihrer Schwingung erfahren. Durch gezielte Bewegungen wird das Bewußtsein angesprochen und somit wird das eigene Wesen auf bestimmte Weise erkannt. Der sensible Mensch reagiert empfindsam, und so ist auch jede Bewegung mit einem intensiven Erlebnis verbunden.

Die bewußte Übung zur Sensibilisierung der Bewegung eignet sich für jedermann. Sie kann zu anderen Übungen hinzugenommen oder auch als einzelne Übung praktiziert werden. Sie besitzt vor allem einen ausgleichenden Charakter. Nur einige Minuten sind zur Ausführung notwendig, jedoch sollten Sie sich diese Minuten wirklich ganz für die Übung nehmen.

Die Ausführung geschieht in stehender Position. Die Beine sind geschlossen, die Arme entspannt neben dem Körper. Richten Sie sanft die Wirbelsäule zum Scheitel hoch und entspannen Sie den Schultergürtel. Entspannen Sie auch die Stirn und die Augenbrauen.

Die Atmung bleibt im Rhythmus und in der Intensität frei. Beobachten Sie die Bewegung des Ein- und Ausströmens. Bleiben Sie sich selbst als ein Wesen bewußt. Werden Sie sich bewußt, daß Sie Bewußtsein in sich tragen.

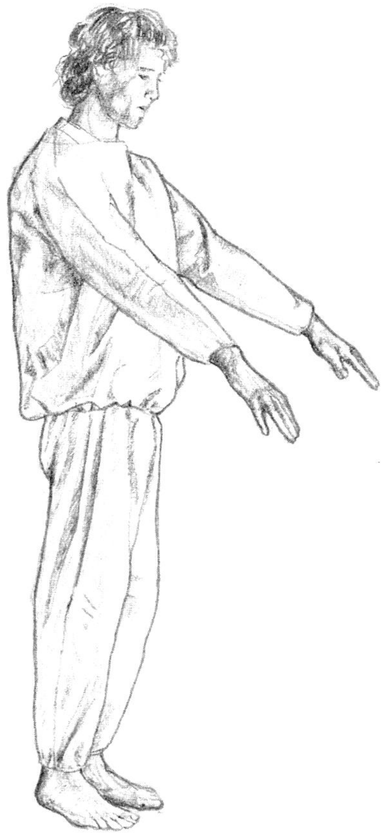

Drehen Sie die Handrücken nach vorne und heben Sie bewußt die Arme. Diese Bewegung soll so langsam geschehen, daß Sie die Veränderungen im Raum erspüren. Zentimeter für Zentimeter steigen die Arme vor Ihnen höher.

Bringen Sie Ihr Inneres mit der Bewegung in Verbindung. Bewußtsein bedeutet bewußtes Verweilen im Sein des Lebens. In der Bewegung offenbart sich ein Element der Lebendigkeit.

Beobachten Sie die Veränderung auch in Ihrem Körper. Achten Sie auf entspannte Schultern. Je mehr die Arme hochkommen, desto mehr wird die Brust- und Schlüsselbeinatmung gefördert. Fixiert sich die Muskulatur am Schultergürtel, wird die Atmung in ihrer natürlichen Bewegung

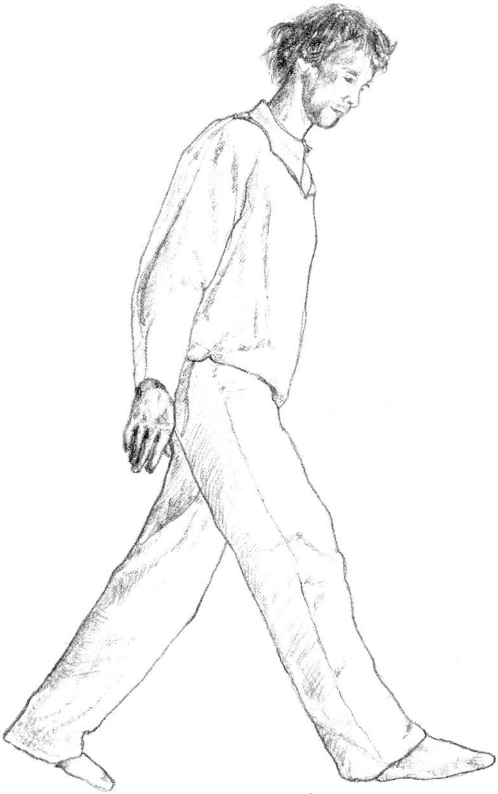

behindert. Sind Sie mit den Armen am höchsten Punkt angelangt, senken Sie sie ebenso bewußt und langsam auf gleichem Wege zur Ausgangslage.

Bleiben Sie mit der Aufmerksamkeit in der sensiblen Wahrnehmung. Verlagern Sie das Körpergewicht auf das linke Bein. Die Augen sollten immer leicht geöffnet sein. Der Blick sollte aber nicht im Raum schweifen. Das direkte Umfeld wird erschaut und erspürt. Heben Sie nun langsam das rechte Bein gestreckt vom Boden. Die Bewegung ist wieder bewußt und sehr langsam. Zentimeter für Zentimeter wird das Bein höher gebracht, bis schließlich die Spannung in den Oberschenkeln und Hüften so groß wird, daß der Bewegung eine Grenze gesetzt ist.

Senken Sie vom höchsten Punkt wieder langsam das Bein. Der ganze Oberkörper soll in dieser Übung entspannt bleiben. Bleiben Sie sich selbst immer bewußt und beobachten Sie die feinen Veränderungen in der nahen Sphäre und in sich.

Lassen Sie sich Zeit. Üben Sie beide Seiten der Beine. Erspüren Sie das Kommen und Gehen der Atmung, erspüren Sie auch Ihren Körper. Je mehr Sie die Bewegung mit dem Bewußtsein Ihres Selbst in Verbindung bringen, desto intensiver wird das Erlebnis.

Die Übung läßt sich in zahlreichen Variationen weiterentwickeln. Diese können Sie nach Ihrer Phantasie gestalten. Heben Sie beispielsweise ein Bein und beide Arme gleichzeitig. Führen Sie aber immer langsame, bewußte Bewegungen aus, denn gerade das langsame Heben und Senken ruft das Bewußtsein in ihr Wesen. Bewegung ist bewußtes Tasten. Eine Sinnesempfindung wird bis in die Tiefe der eigenen Person erlebt.

Die Weite der Atmung – das Dreieck

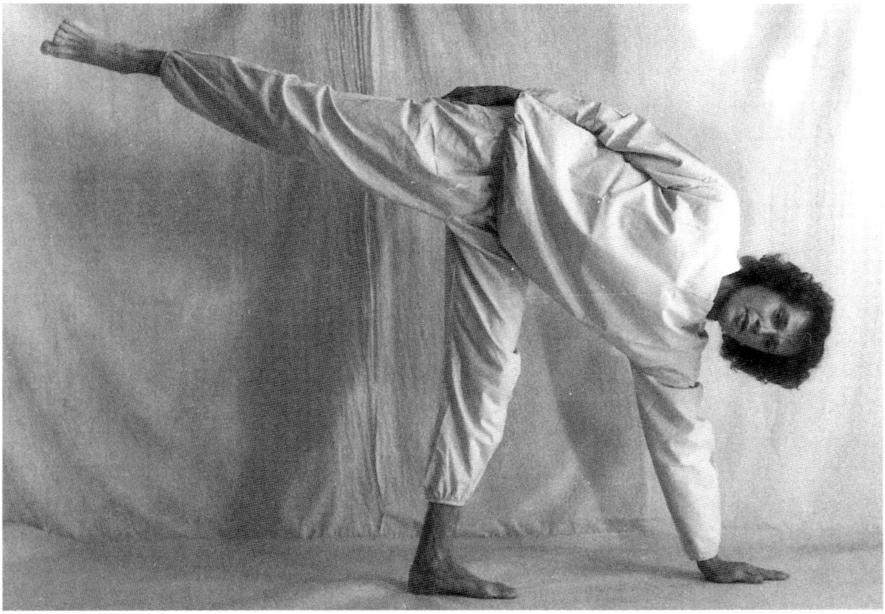

Fließt die Atmung weit und unbehindert, bedeutet dies, auf das Leben bezogen, Offenheit, Vertrauen und Zuversicht. Ist dagegen die Atmung eingeschnürt, deutet dies auf Disharmonie im Wesen. Eine mehr oder weniger bewußte Angst begleitet die Seele. Angst ist Enge, die Atmung fließt eng. Das Bewußtsein ist von Eindrücken und Sorgen belastet, und die Zuversicht für das Dasein schwindet. So wie die Enge eines Raumes drückend und belastend auf das Gemüt wirkt, wirkt die eingeschnürte Atmung hemmend auf das Selbstvertrauen.

Die Weite der Atmung dagegen öffnet den Blickwinkel und gibt Zuversicht für das Leben. Das Vertrauen wächst und die Möglichkeiten, die das Dasein bietet, werden wieder greifbar.

Dieser kurze Zyklus besteht aus zwei Übungen: Eine vorbereitende, den Körper stabilisierende Position, und eine intensive Dehnübung. Sie benötigen zur Ausführung etwa zehn bis fünfzehn Minuten.

Beginnen Sie in einer stehenden Haltung. Der rechte Fuß wird quer zum linken gedreht. Setzen Sie ihn stabil auf den Boden und machen Sie die Kniegelenke steif. Lassen Sie den linken Arm entspannt an der Seite des Körpers. Die Bewegung der dynamischen Phase sollte behutsam und kontrolliert, jedoch nicht zu langsam geschehen. Verlagern Sie das Gewicht auf das rechte Bein und führen Sie den rechten Arm nach unten bis die Hand den Boden berührt. Das linke Bein wird aus der Hüfte heraus nach oben gestemmt. Die Schulter sollte nicht nach vorne kippen. Drehen Sie sich aus der Wirbelsäule so, daß die Vorderseite des Körpers geöffnet bleibt. Diese Bewegung wird Ihnen die ersten Male Schwierigkeiten bereiten.

Kehren Sie etwa nach 15 Sekunden wieder aus der Stellung zurück und üben Sie die andere Seite. Eine Dynamik sollte immer in der Hüfte beibehalten werden. Stemmen Sie das Bein bewußt nach außen. Wiederholen Sie die Übung noch zwei weitere Male auf jeder Seite.

Diese Übung kräftigt die Beine, den unteren Rücken und den Rumpf. Sie trägt allgemein zu Standfestigkeit bei. Wird der Körper stabiler, werden auch die Organleistungen besser. Diese stehen in Verbindung mit dem Nervensystem; so trägt die Körperschulung auch zur Stärkung der Nerven bei.

Nach Beendigung dieser vorbereitenden Übung nehmen Sie die Ausgangsposition für das Dreieck ein. Spreizen Sie die Beine etwa einen Meter weit auseinander. Diese Beinstellung sollte ein gleichschenkeliges Dreieck beschreiben. Es bildet die stabile Basis. Richten Sie die Wirbelsäule zum Scheitel hoch und entspannen Sie die Schultern. Beobachten Sie die Atmung und lassen Sie den Rhythmus und die natürliche Bewegung frei zu.

Heben Sie den rechten Arm senkrecht nach oben, die Handfläche zeigt nach links. Der linke Arm wird waagrecht nach außen genommen, die Handfläche zeigt zum Boden. Achten Sie bei der Bewegung darauf, daß Sie immer genügend atmen. Die Konzentration auf den Körper kann Sie nämlich das Atmen vergessen lassen. Das starke Hinausdehnen nach der Seite erfordert eine intensivere Atmung. Die Augen sollten während der dynamischen Bewegung geöffnet bleiben.

Strecken Sie sich in einer Ebene nach links. Achten Sie, daß sich der Körper nicht nach vorne beugt. Gehen Sie soweit, bis die Grenze deutlich spürbar wird. Die linke Hand gleitet dabei am Bein abwärts. Sie sollten sich jedoch mit der Hand nicht abstützen.

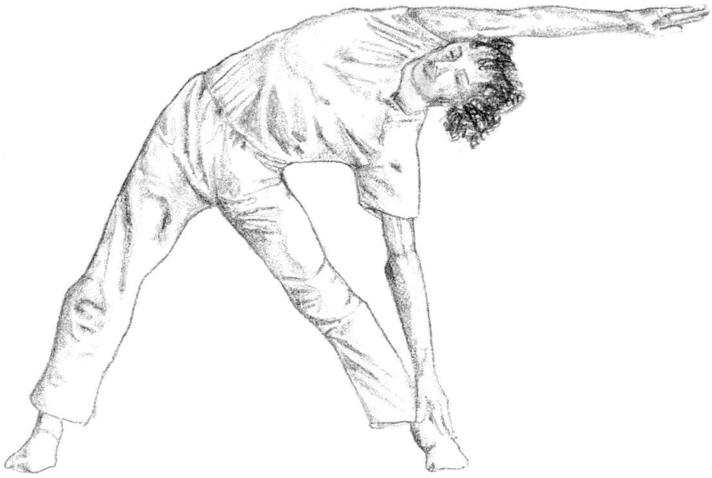

Verharren Sie für einige Atemzüge in der größtmöglichen Spannung und kehren Sie dann wieder zur Ausgangsstellung zurück. Üben Sie auch die andere Seite für die gleiche Zeitdauer.

Dieses weite Hinausgreifen nach der Seite zeigt bildhaft eine hohe Forderung zum Leben. Die Flanken werden gedehnt und geöffnet. Der Übende gibt sich ungeschützt in die Übung hinein. Jeder Schritt nach vorne erfordert im Leben Mut und Risiko. Das Dreieck symbolisiert mit dieser Bewegungsrichtung die geistige Entwicklungsspanne des Menschen. Weites Hinausgreifen entspricht dem Wunsch nach Vorwärtskommen, nach Lernen, nach Wachstum und Verwirklichung.

Üben Sie beide Seiten noch zweimal. Verharren Sie dabei in der größtmöglichen Spannung und atmen Sie ganz bewußt. Behalten Sie nach der Ausführung den Stand mit gespreizten Beinen bei. Die Atmung fließt weit und ohne Widerstand in den Lungenraum.

In körperlicher Hinsicht wirkt das Dreieck sehr intensiv auf den Bereich des Zwerchfells. Gerade in diesem Bereich sind häufig Spannungen oder Verkrampfungen vorhanden. Die Atmung wird in ihrer leichten und natürlichen Bewegung behindert, und es kommt in den inneren Organen zu Stauungen und Überlastungen. Auch das Nervensystem und der Kreislauf werden mit der eingeschnürten Atmung belastet. Das ganze Wohlbefinden leidet. Durch die starke Dehnung im Dreieck wird dieser Bereich kräftig durchgearbeitet und die Atmung beginnt weit zu fließen. Dies hat eine intensiv regenerierende Wirkung zur Folge.

Das Dreieck läßt sich sehr günstig mit der Pflugposition (Übung Seite 60) ergänzen.

Loslösung und Neuanfang

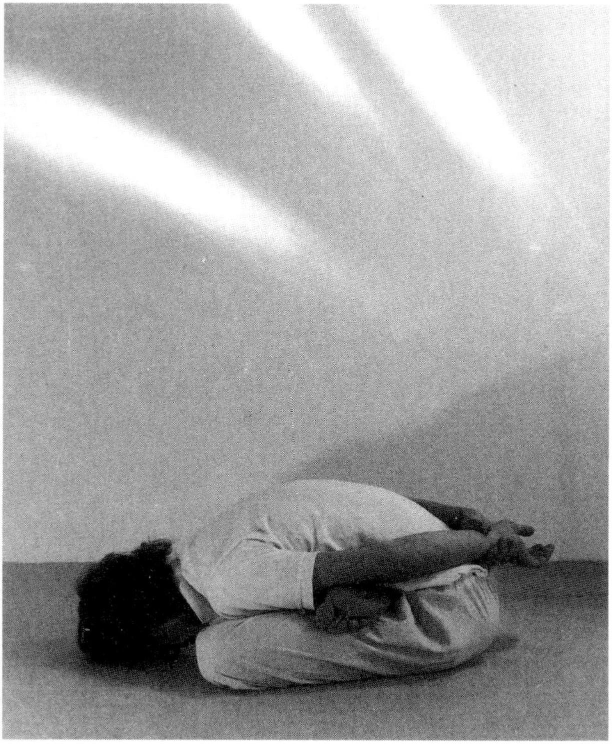

Diese Übung wird als Yoga Mudra bezeichnet. Sie ist eine symbolische Geste der Verneigung. Dabei beugt man sich vor einer Person, vor einem Lehrer, vor der Natur, vor der Erde, vor dem Universum, oder vor dem Lebendigen.

Bildhaft drückt die Verneigung tiefe Anerkennung und Demut aus. Wer sich wirklich hingebungsvoll verneigt, ist bereit, eine neue und größere Aufgabe entgegenzunehmen. Indem sich der Mensch der Natur hingibt, sieht er die Einzigartigkeit der Schöpfung. Indem er sich vor dem Lehrer beugt, kennt er dessen weise Führung an. Indem er sich vor dem Universum verneigt, spürt er die Unendlichkeit des Kosmos. Indem er sich dem Leben hingibt, erkennt er das Leben im Inneren und in allen Wesen dieser Erde.

Jede Erkenntnis ist ein Neuanfang im Leben. Altes ist dabei nicht mehr Realität. Von früheren Vorstellungen und Lebensinhalten löst man sich zugunsten neuer Ideen. Wer aus dem Herzen Hingabe lebt, ist mit den Begebenheiten des Lebens im Einklang. Durch aufrichtige Hingabe erhält man die Antworten auf die Fragen des Lebens.

Jeder Mensch kennt die Entscheidung von Loslösung und Neuanfang. Oftmals sind schmerzhafte Erfahrungen mit Loslassen verbunden. Nicht immer ist man aus ganzer Seele bereit, einen Menschen oder eine Sache zu vergessen. Der Neuanfang ist oft mit der Vergangenheit verhaftet und bringt weiterhin schmerzhafte Erfahrungen.

Diese Übung soll Einkehr nach innen geben und mit der Atmung ein Erlebnis von Loslösung und Neubeginn beschreiben. Je nach körperlicher Konstitution kann die Übung in verschiedenen Sitzhaltungen ausgeführt werden.

Nehmen Sie den normalen Fersensitz, den Schneidersitz, oder wenn möglich, den Lotussitz ein. Richten Sie den Rücken gerade auf und schließen Sie die Augen. Werden Sie sich ganz Ihrer Person bewußt. Spüren Sie bis in die unsichtbare Seelenwelt hinein. Die Atmung bleibt im Rhythmus frei.

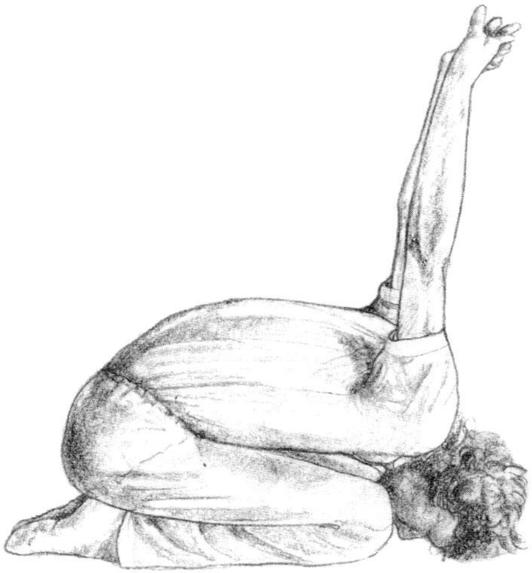

Geben Sie die Hände hinter den Rücken und verschränken Sie die Finger ineinander. Die Handflächen werden dann nach außen gedreht. Atmen Sie natürlich weiter und beugen Sie den Körper nach vorne, bis die Stirn den Boden berührt. Die Arme werden dabei gestreckt über den Kopf nach oben geführt. Sie sollten, so weit wie ohne Zwang möglich, nach oben gedehnt werden. Dadurch wird der Schultergürtel gründlich durchgearbeitet.

Atmen Sie immer bewußt weiter und verharren Sie in der Spannung. Eine natürliche Vertiefung der Atmung tritt durch die Körperhaltung ein. Erheben Sie sich nach ein bis zwei Minuten wieder aus der Stellung und senken Sie die Arme nach unten. Beobachten Sie die Veränderungen in Ihrem Körper.

Diese Bewegung kann mehrmals als Vorbereitung zur eigentlichen Bewußtseinsübung wiederholt werden.

Bleiben Sie in der Sitzhaltung und verändern Sie nun die Handstellung. Die rechte Hand greift hinter dem Rücken das linke Handgelenk. Entspannen Sie den Bauchraum, so daß die Atmung ohne Widerstand in die Tiefe findet.

Bei der folgenden Verneigung wird die Atmung mit der Bewegung kombiniert. Atmen Sie langsam aus und neigen Sie dabei den Körper ganz bewußt nach vorne, bis die Stirn den Boden berührt. Dabei bleiben die Arme unverändert hinter dem Rücken.

Diese Bewegung sollte ganz hingebungsvoll ausgeführt werden. Lassen Sie ganz Ihre Person los, während Sie den Körper nach unten führen. Es bleibt eine lange Atempause am Ende der Bewegung. In dieser Pause ruht die Stirn am Boden und der ganze Körper ist still (Abb. S. 47).

Sobald der Drang zum Einatmen kommt, richten Sie sich mit einem langen Atemzug wieder langsam auf. Dabei können Sie die Lungen von unten nach oben bewußt auffüllen.

Wiederholen Sie die Bewegung mehrmals. Das Ausatmen ist die Verneigung, das Loslassen. Das Einatmen ist der Neubeginn, der Wiederanfang. Dazwischen liegt die Atempause. In dieser Phase sollten Sie ganz nach innen in die Tiefe der Seele spüren. Hören Sie die Stille in sich. Je mehr Sie sich hingeben, desto länger wird die Phase. Je mehr Sie Ihr äußeres Gesicht loslassen, desto hörbarer wird die Stille des Inneren. Das Bewußtsein im Selbst wächst.

Richten Sie sich immer mit einem langen und vollständigen Atemzug nach der stillen Pause auf. Sie sollten dieses Aufrichten mit einem Neuanfang verbinden. Die Vergangenheit löst sich aus der Vorstellung. Atmen Sie so ein, als ob es der einzige Atemzug in Ihrem Leben wäre.

Führen Sie die Bewegung mehrmals aus. Lösen Sie dann wieder die Handstellung und bleiben Sie noch aufrecht in der Sitzhaltung. Die Atmung sollte ohne Widerstand in die Tiefe fließen. Spannungen in der Atemmuskulatur werden meist mit dieser Übung beseitigt.

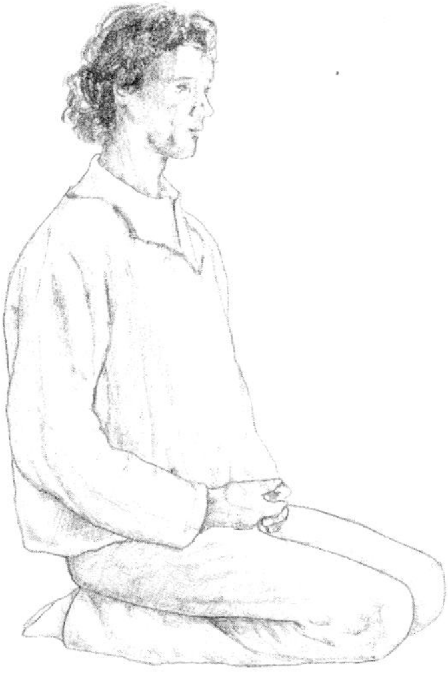

Der unendliche Kreis des Herzens

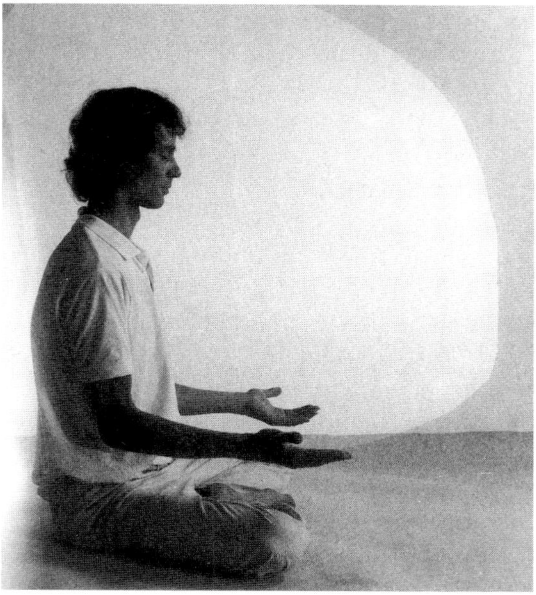

Jeder Mensch sehnt sich nach Frieden und Geborgenheit. Als Suchender ist man im Leben unterwegs und schreitet durch die verschiedenen Stufen der Entwicklung. Als Kind nimmt man die fürsorgliche Hand der Eltern an, in der Jugend lebt man seine Sehnsucht im stürmischem Drängen aus und im Erwachsenenalter schließlich sucht man die Geborgenheit in einer Beziehung zu einem Menschen oder zu seinen Kindern. Immer aber bleibt Sehnsucht, die nie ganz erfüllt werden kann. Diese Sehnsucht entspringt einem inneren Herzenswunsch, der eine tiefe geistige Forderung in sich trägt. Die Sehnsucht währt solange, bis sich der eigene Wunsch in eine gebende Kraft verwandelt hat. Begehren verwandelt sich in Liebe für die Menschen.

Diese Übung ist ein inneres Erlebnis. Das Herz ist das Organ, das für diesen Kreis, der mit den Händen beschrieben wird, geöffnet wird. Die Vorstellung des Kreises, der sich mit jeder Bewegung mehr in die Weite gibt, schenkt jene gebende Kraft, die in jedem Menschen vorhanden ist. Ein Kreis gibt Geborgenheit. Er ist geschlossen, rund, er ist ohne Ecken. Gerade diese Geste drückt Sanftheit und Wohlergehen aus.

Die Bewegung öffnet den Menschen aus seinem engen Denken und Wollen. Wird das Herz nehmend, dann verschließt es sich, denn es ist ein gebendes Organ. Es will sich nach außen zeigen. Es will teilhaben lassen, für andere da sein. Wird der Wunsch nach Zuneigung im eigenen Interesse fixiert, wird der andere zurückgewiesen. Aus der Sehnsucht nach Geborgenheit entsteht Begehren und das Herz ist nicht mehr für Nächstenliebe bereit, sondern nur noch für eigenes Habenwollen. Dies ist immer eine schmerzhafte Erfahrung.

Das Bild der Übung beschreibt die Weite, die mit dem Herzen verbunden ist. Mit jedem Kreis, den der Übende mehr beschreibt, öffnet er sich aus seiner begrenzten Haltung und nimmt teil an der lebendigen Seite des Lebens. Mit der Weite des Herzens wird die eigene Sehnsucht nach Anerkennung in eine gebende Kraft verwandelt. Der Übende sieht nicht mehr seine Forderung zum Leben, sondern legt in die kreisende Bewegung seine Herzenskraft als jene Möglichkeit, Einheit und Unbegrenztheit zu erfahren.

Nehmen Sie zur Ausführung eine einfache Sitzhaltung ein. Der Schneidersitz, der Lotussitz oder der normale Fersensitz sind geeignet. Legen Sie die rechte Hand in die linke. Die Augen sollten leicht geöffnet bleiben. Entspannen Sie die Augenmuskeln und lassen Sie den Blick in Ihrem nahen Umfeld.

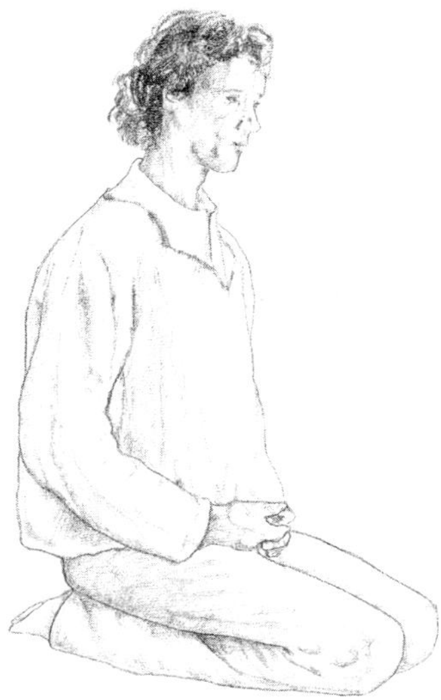

Entspannen Sie die Schultern, den Nacken, den Brustkorb und den Bauch. Die Atmung fließt frei und wird in ihrer Bewegung wahrgenommen. Lassen Sie die Gedanken des Erreichenwollens los. Nur im Hier und Jetzt ist schöpferische Tätigkeit möglich.

Führen Sie nun die Arme nach oben, so daß sich die Mittelfinger an den Spitzen knapp oberhalb des Kopfes berühren. Die Handflächen zeigen nach unten. Die Ellbogen sind sanft nach außen gedreht, so daß eine sensible Öffnung in der Armhaltung spürbar wird.

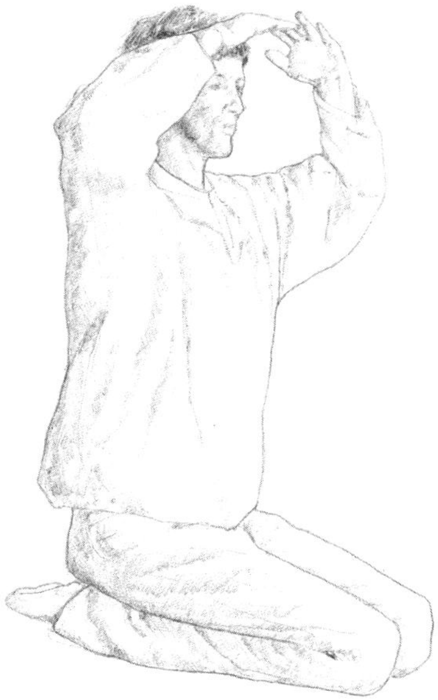

Der Kreis des Herzens ist unsichtbar. Versuchen Sie nicht, ihn zu sehen. Ertasten Sie ihn nur. Gleiten Sie mit den Händen auseinander und beschreiben Sie mit dieser langsamen Bewegung den Kreis. Dabei fließt Ihre Atmung wie der Strom eines ruhigen Flusses ununterbrochen weiter. Gehen Sie in die Vorstellung des Kreises hinein und lassen Sie sich ganz von Ihrem Tastsinn führen.

Wenn Sie mit den Händen nach unten gekommen sind, zeigen die Handflächen nach oben. Stellen Sie sich vor, wie Sie diesen Kreis in den Händen halten. Dieser Kreis lebt direkt vor Ihnen.

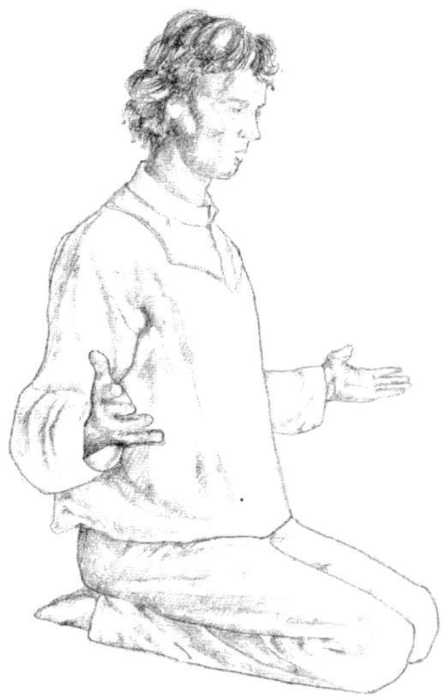

Gleiten Sie nun wieder am Kreis entlang nach oben. Lassen Sie zu, daß die Hände dem natürlichen Impuls folgen und sich damit weiter nach außen öffnen. Der Kreis des Herzens wächst in die Weite. Die tastende Bewegung erspürt eine neue Dimension.

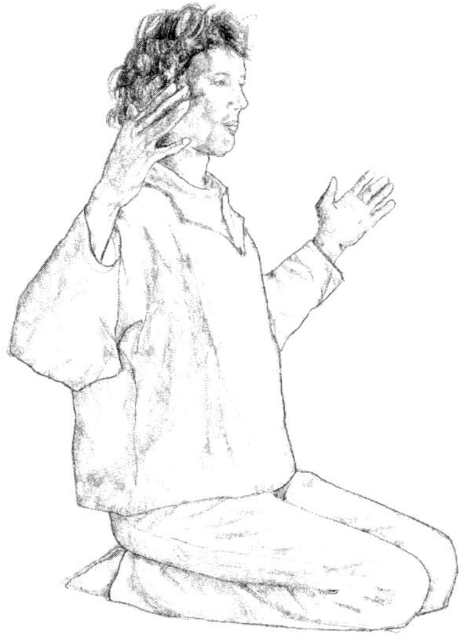

Geborgenheit gibt es nur durch stille Anerkennung des Lebens. Wer sich gegen das Leben stellt und die natürliche Ordnung stört, folgt dem Pfad der Trennung. Er fordert, anstatt zu geben. Der Kreis des Herzens zeigt Harmonie und symbolisiert Einheit. Dies ist die Anerkennung einer größeren Macht. Der eigene Wunsch wird durch ein sensitives Erlebnis verwandelt. Das Fühlen löst seine Bindung an den Körper. Das Grobstoffliche wird zum Feinstofflichen.

Beschreiben Sie den Kreis mehrmals nach Ihrer Empfindung. Wird er weiter, lassen Sie die Weite zu. Der Tastsinn der Hände und Ihre Vorstellung wird Sie führen.

Beenden Sie die Übung, indem Sie die Hände wieder nach unten zur Ausgangslage führen. Legen Sie die rechte Hand in die linke und verweilen Sie noch einige Minuten in der ruhigen Haltung.

Weite und Einheit

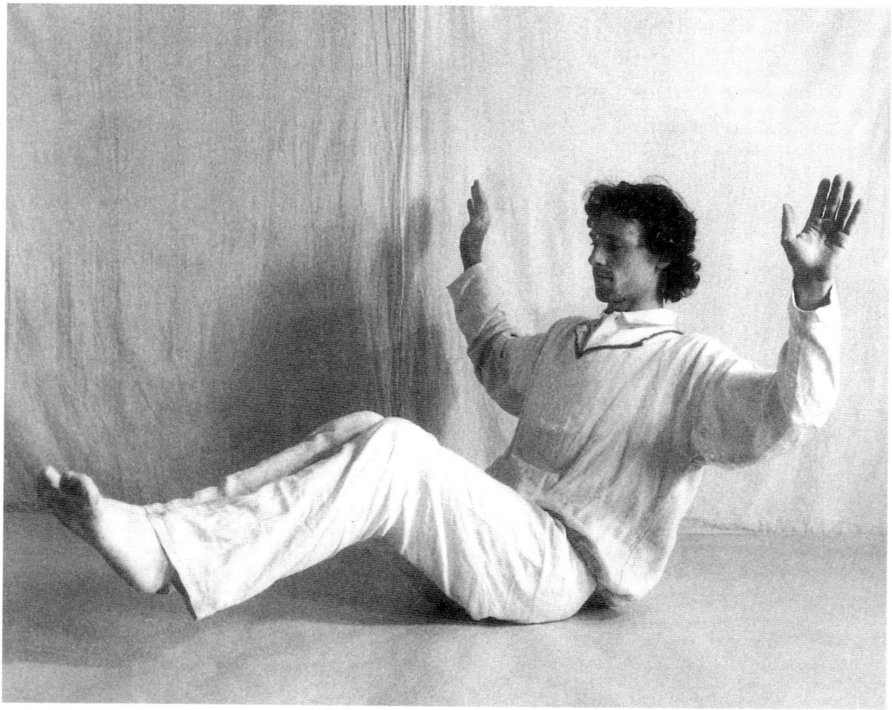

Dieser kurze Zyklus aus drei Übungen sollte Sie zu einem freien, weiten Atemfluß führen. Die Muskulatur des Bauches und des Rückens wird kräftig beansprucht. Dadurch wird die Atemmuskulatur von Spannungen befreit. Zugleich wird das Herzensorgan mit feinstofflichen Energien durchdrungen. Dies führt zu einer tiefen Empfindung von Einssein. Zur Ausführung benötigen Sie, einschließlich einer kurzen Entspannung, 15 Minuten.

Beginnen Sie mit einer stehenden Position. Die Beine sind einen knappen Meter gespreizt. Lassen Sie die Arme locker neben dem Körper hängen, und richten Sie den Blick mit Gelassenheit auf Herzenshöhe. Die Atmung sollte frei fließen und tief nach innen erspürt werden. Warten Sie in dieser einfachen stehenden Haltung, bis Sie ein Gefühl für das Hier und Jetzt empfinden können.

Drehen Sie die Handflächen nach vorne und führen Sie die Arme mit einer langsamen Bewegung seitlich neben dem Körper empor. Bleiben Sie sich dabei Ihres Inneren bewußt. Wenn die Arme im gleichen Abstand wie die Beine zueinander sind, drehen Sie die Handflächen nach hinten und stellen Sie sich auf die Zehenspitzen. Die Bewegung geht in eine statische Haltung über. Die Stellung heißt Andreaskreuz.

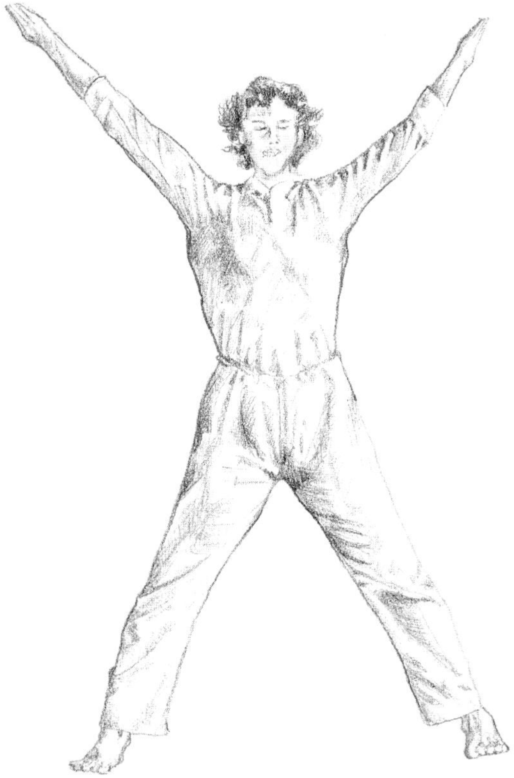

Atmen Sie immer bewußt und spüren Sie nach innen zu Ihrem Herzen. Der Körper sollte dabei als Äußeres für Augenblicke ganz vergessen werden. Im Herzen liegt das Bewußtsein des geistigen Ichs. Es ist der Sitz der bewußten Seelenkraft. Lassen Sie dieses Bewußtsein aus dem Inneren entfalten.

Wird die Position auf den Zehenspitzen zu anstrengend, kehren Sie einfach auf die Fersen zurück. Lösen Sie nach ein bis drei Minuten die Stellung, indem Sie die Arme langsam nach unten führen. Verweilen Sie noch für kurze Zeit und legen Sie sich dann in Bauchlage auf die Decke.

Die nächste Stellung ist eine klassische Yoga-Grundstellung: Der Bogen. Ein kraftvoller Einsatz ist zur Ausführung erforderlich. Fassen Sie die Knöchel und legen Sie die Stirn auf den Boden. Entspannen Sie die Schultern und werden Sie sich Ihrer Wirbelsäule bewußt.

Die folgende Bewegung muß durch die Kontraktion der Rückenmuskulatur erfolgen. Mit den Händen dürfen die Beine nicht hochgezogen werden. Die Arme halten den Bogen lediglich in einer geschlossenen Form.

Stemmen Sie entschlossen aus dem unteren Rücken die Oberschenkel hoch. Spannen Sie sich auch in der Mitte der Wirbelsäule und dehnen Sie den Brustkorb nach vorne hinaus. Atmen Sie soviel, wie es der Krafteinsatz erfordert. Bleiben Sie so lange wie möglich in der aktiven Durchstreckung. Die Schultern dürfen nicht fixiert werden; sie sollten auch nicht höher sein als die Kniegelenke.

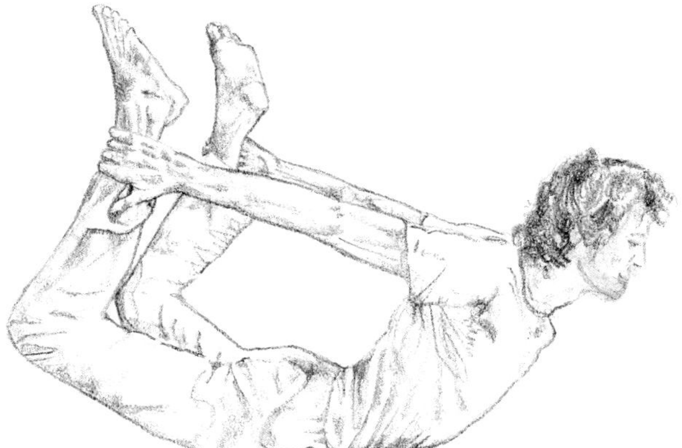

Gehen Sie aus dem unteren Rücken nochmals in die höchste Spannung, bevor Sie die Stellung verlassen. Legen Sie sich dann in die Entspannungslage auf den Rücken. Verweilen Sie solange, bis die Atmung in den normalen Rhythmus zurückgekehrt ist.

Diese Position gibt der Atmung Weite. Je kraftvoller Sie aus der Rückenmuskulatur in die Spannung hineingehen, desto intensiver wird die ganze

Durchströmung und Durchblutung. Die inneren Organe werden belebt und dadurch in ihrer Funktion gekräftigt. Zieht man an den Armen, dann wird die Wirbelsäule nicht aus der Mitte gestreckt, sondern im Schulterbereich fixiert. Der weite Atemfluß mit seiner regenerierenden Wirkung bleibt aus.

Nehmen Sie dann wieder eine Sitzhaltung ein. Die Beine sind herangezogen, die Füße am Boden aufgestellt. Heben Sie die Arme in Kreuzform auf Schulterhöhe. Die Unterarme ragen nach oben, die Handflächen zeigen nach vorne. Richten Sie ganz bewußt den Brustkorb auf, so daß Sie die Empfindung bekommen, daß der Rücken zwischen den Schulterblättern durchgestreckt ist. Aus dieser Lage werden die Beine angehoben, so daß Sie die Balance halten müssen (vgl. Abb. S. 56).

Verändern Sie nun in langsamen Bewegungen den Winkel zwischen Rumpf und Beinen. Dabei können Sie die Aufmerksamkeit auf den gehobenen Brustkorb richten. Je länger diese Stellung gehalten wird, desto mehr beginnt der Körper zu zittern. Versuchen Sie trotzdem, die starke Anspannung zu halten und die Atmung auch frei zuzulassen.

Hält man die Aufmerksamkeit in dieser Position auf der Höhe des Herzens, wird man ein deutliches Gefühl von Heiterkeit während der hohen Spannung erleben.

Kehren Sie dann wieder in die Entspannungslage auf den Rücken zurück. Lassen Sie den Körper mit seiner Muskulatur los. Impulse strömen aus dem Herzen. Sie geben zur Weite der Atmung Einheit und Frieden.

Der Pflug

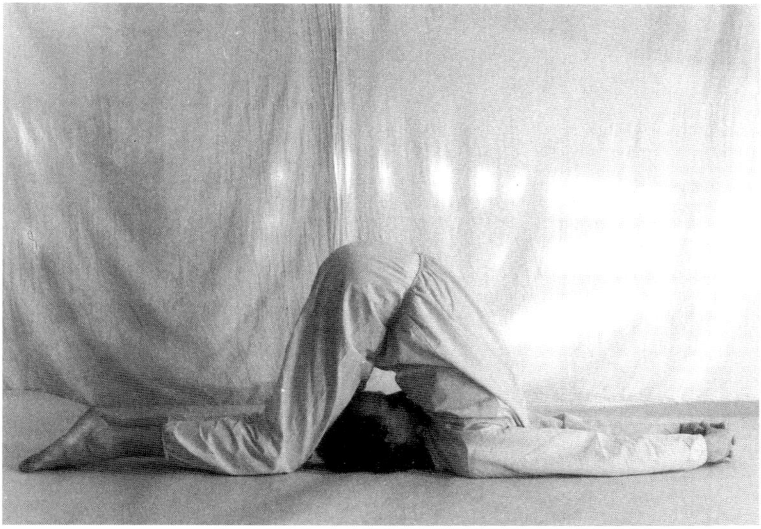

Eine Übung sollte für Sie immer wieder ein neues Erlebnis sein, auch dann, wenn Sie sie schon oft ausgeführt haben. Gehen Sie unbefangen und ohne Erwartung an die Übung heran, denn sobald Sie ein bestimmtes Ziel verfolgen, lenken Sie die Aufmerksamkeit aus dem inneren Sein weg und es wird sich auf die Dauer Müdigkeit beim Üben entwickeln. Jede Übung ist immer ein gewisser Neuanfang im Leben, eine Neuordnung in der Persönlichkeit. Altes ist dabei nicht mehr gültig.

Das Bild der Übung erinnert an die Form eines primitiven, alten Pflugs. Daher der Name. Der Pflug reißt die Erde auf, damit die Saat neuen, fruchtbaren Boden findet. In der Übung besinnt sich der Mensch tief nach innen, in seinen tiefen Urgrund. Er gräbt sich in seine innere Welt hinein. So findet er in sich jene Antwort für das Leben, die er durch die Identifikation mit seinem Wesenskern erhält.

Nehmen Sie die Rückenlage ein. Die Beine sind geschlossen, die Handflächen ruhen neben dem Körper auf dem Boden. Atmen Sie bewußt aus und heben Sie gleichzeitig die Beine hoch. Atmen Sie ein und führen Sie dabei die Beine hinter den Kopf.

Diese Bewegung sollte bewußt mit der Atmung verbunden werden, denn dadurch wird die natürliche Tiefe der Atmung gewahrt. Führen Sie nun in einer langsamen, kontrollierten Bewegung die Beine weiter, bis die Zehen schließlich den Boden berühren. Ist dies nicht möglich, dann lassen Sie die Beine einfach in der Luft.

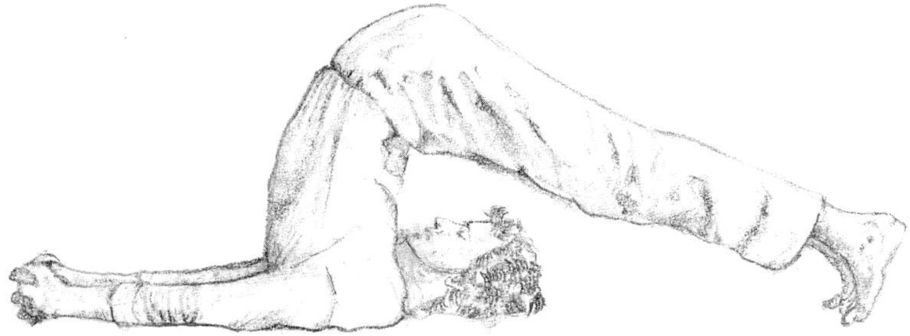

In der eigentlichen Grundstellung werden die Beine ganz durchgestreckt, die Arme hinter dem Rücken entlang geführt und die Finger ineinander verschränkt. Atmen Sie ganz bewußt weiter. Gerade der starke Innendruck beim Pflug kann Sie das Atmen vergessen lassen. Je länger Sie in der Position bleiben, desto mehr gleicht sich der Brustkorb der außergewöhnlichen Lage an, und auch die Wirbelsäule gewöhnt sich an die Dehnung, so wird die Position mit zunehmender Zeitdauer leichter.

Halten Sie die Stellung mindestens für zwei Minuten. Kehren Sie dann in die Entspannungslage auf den Rücken zurück, oder führen Sie die nachfolgenden Variationen aus:
Senken Sie die Knie links und rechts des Kopfes und greifen Sie mit den Armen über die Kniegelenke, so daß Sie die Ellbogen mit den Händen fassen können. Gehen Sie mit der Aufmerksamkeit ganz in die Enge und Geschlossenheit des Körpers hinein.

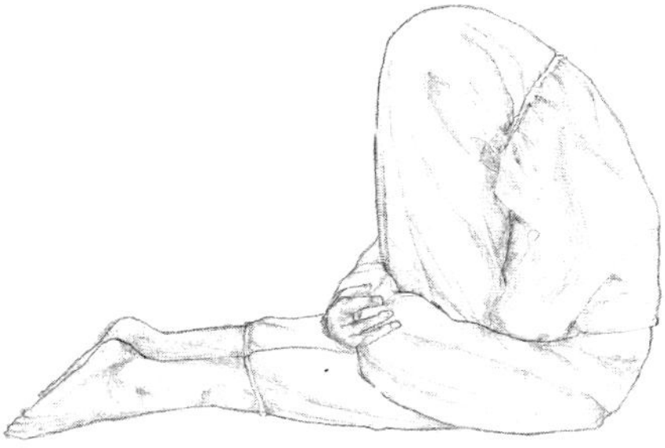

Bei dieser Variation wird die Halswirbelsäule stark gedehnt. Ein Erlebnis von Bedrängnis kann erspürt werden. Öffnen Sie sich nach einiger Zeit wieder, indem Sie mit den Händen die Füße ergreifen und die Beine weit in die Spreizung ziehen. Dabei müssen Sie achten, daß Sie nicht nach hinten zurückweichen. Schieben Sie sich aktiv aus dem Rücken zu den Beinen.

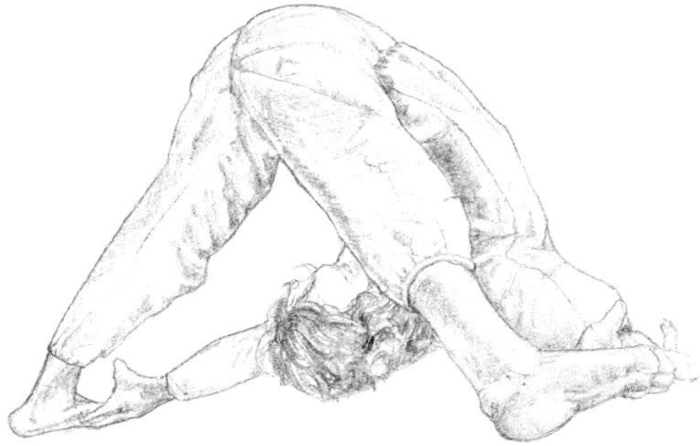

Atmen Sie immer bewußt und lassen Sie den Rhythmus frei zu. Durch die starke Bedrängnis des Brustkorbes wird die Atmung zwingend in die Tiefe des Bauchraumes gelenkt. Behalten Sie die Dynamik im Rücken weiter bei, und schieben Sie sich so weit wie möglich zu den Beinen in die Stellung.

Die Pflugposition wirkt besonders intensiv auf den Brustkorb und Bauch. Die inneren Organe werden durch den starken Innendruck kräftig massiert und damit in der Funktion gestärkt. Im Nachhinein fließt die Atmung mühelos und tief. Der Rücken wird in allen Teilbereichen gedehnt. Dies führt zu mehr Flexibilität und Spannkraft.

Die Durchstreckung darf im Pflug nicht erzwungen werden. Die Wirbelsäule sollte sich in eine gleichmäßige Rundung und damit in eine gleichmäßig durchlaufende Spannung begeben. Das führt zu der heilsamen Wirkung mit dem befreienden Empfinden.

Je mehr Sie sich in eine Dehnübung hineinbewegen, desto mehr erweitern Sie Ihre Möglichkeiten. Die Grenzen in ihrer Persönlichkeit werden verschoben. Die Wirbelsäule ist die zentrale Achse der Persönlichkeit.

Ihre Flexibilität zeigt die Möglichkeiten, die im Leben erreicht werden können. Je mehr sie sich dehnen läßt, desto weiter wird Ihr Umfassungsvermögen. Spannkraft bedeutet in körperlicher Hinsicht Festigkeit und Flexibilität. In seelisch-geistiger Hinsicht wird damit die Fähigkeit beschrieben, auf die Forderungen des Alltags mit eigenem Einsatz zu reagieren.

Ist Ihre Rückenflexiblität schon sehr groß, so können Sie eine anspruchsvollere Position einnehmen. Senken Sie aus der normalen Grundstellung die Knie hinter dem Kopf auf den Boden (vgl. Abb.). Dabei kommt die Wirbelsäule in eine gleichmäßig starke Rundung. Die frei Atmung muß trotz der intensiven Dehnung beibehalten werden.

Die Pflugstellung läßt sich sehr gut im Anschluß an die Dreiecksstellung ausführen.

Innere Kommunikation

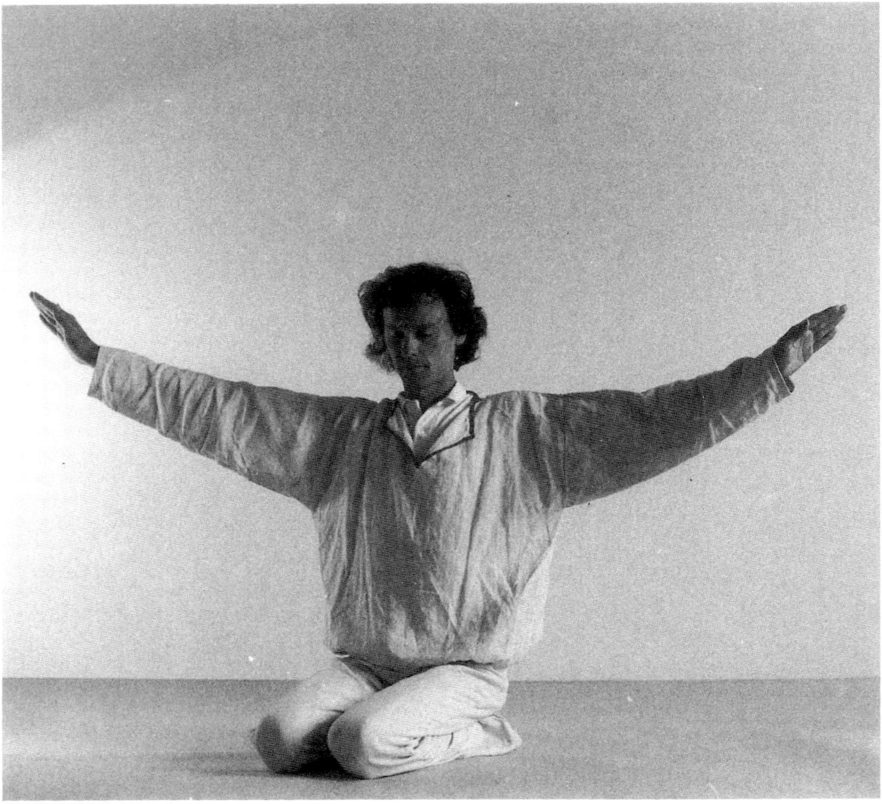

Die Sprache ist das wichtigste Medium der Kommunikation. Es ist ein natürliches Bedürfnis des Menschen, daß er sich austauscht, daß er mit anderen spricht und gemeinsame Erlebnisse und Erfahrungen mitteilt. Die Sprache ist ein Vermittler, dessen sich der Mensch bedient, um Verständnis im Miteinander und Antworten für das Dasein zu erhalten.

Die Sprache ist das äußere Medium der Kommunikation. Der Geist trägt die innere Kommunikation. Der Geist verbindet die Menschen miteinander. Geist erfüllt das ganze Universum, Geist ist in jedem Menschen. Im Geist gibt es keine Teilung. Wird man sich dessen gewahr, so erkennt man, daß jeder Gedanke, den man aussendet, das Wesen des anderen ebenfalls betrifft. Was man sich selbst tut, tut man dem anderen. Was sich unter der sichtbaren Schwelle ereignet, ist eine innere Kommunikation. Sie ist an ein höheres Wirken gebunden.

Unser Leben unterliegt einem gesetzmäßigen Ablauf. Der oftmals versteckte Wunsch, Liebe zu leben, Liebe zu verwirklichen, ist allen Menschen gemeinsam. Liebe ist kein romantischer Zustand. Es ist ein Zustand von innerem Gewahrsein, von Dankbarkeit durch die Bewußtheit des Lebens. Eine Verbindung besteht unter allen Menschen durch diesen inneren Wunsch. Da jeder Mensch Liebe für sich und für andere wünscht, besteht eine direkte innere Kommunikation. Nur kann sie nicht wie die Sprache wahrgenommen werden, denn sie ist nicht hörbar; man kann sich ihrer nur bewußt werden.

Diese Übung ist ein meditatives Hineinspüren in die inneren Zusammenhänge. Sie trägt zu einem harmonischen Austausch mit der Umwelt bei. Die feinstofflichen energetischen Ströme durchdringen sich im Herzen. Je ausgeglichener sie fließen, desto mehr Frieden und Erfüllung wird erfahren. Aus dieser zufriedenen geistigen Haltung entsteht ganz natürlich das Bedürfnis, andere am eigenen Frieden teilhaben zu lassen.

Diese Bewußtseinsübung läßt sich sehr gut mit anderen Yogaübungen kombinieren. Sie eignet sich auch als Beginn einer Meditation. Nehmen Sie eine einfache Sitzhaltung im Fersensitz ein. Legen Sie die rechte Hand in die linke und lassen Sie die Hände auf den Oberschenkeln ruhen. Entspannen Sie das Gesicht, die Augen, den Kiefer und die Kaumuskeln. Warten Sie einige Minuten, bis Ihre Gedanken einigermaßen zur Ruhe gekommen sind. Mit einer friedvollen Haltung sollte die Übung begonnen werden.

Die Atmung bleibt von Ihrem Willen unberührt. Beobachten Sie den Strom. Je gelassener Ihre Haltung wird, desto gleichmäßiger und feiner wird der Atemstrom.

Lassen Sie die Augen sanft geschlossen oder halb geöffnet. Heben Sie die Arme auf Schulterhöhe und winkeln Sie die Unterarme senkrecht nach oben. Die Handflächen schauen nach vorn, die Hände sollten nicht nach hinten kippen. Atmen Sie ganz bewußt, ohne daß Sie jedoch der Atmung eine Richtung geben. Werden Sie sich des Seelenhaften in Ihrem Wesen bewußt. Das Einatmen wird durch die ruhige, bewegungslose Haltung so verinnerlicht, als ob Sie den Duft einer Blume einatmen und in sich wahrnehmen würden.

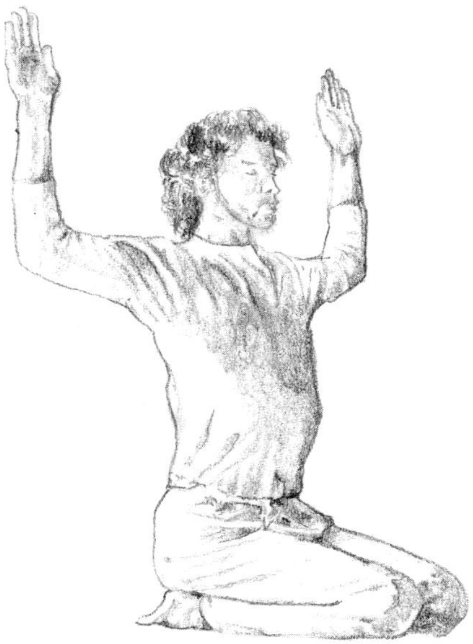

Vergessen Sie ganz Ihren Körper und die Spannung in den Armen. Die Atmung trägt eine sensible Empfindung bis zur Herzmitte. Bleiben Sie etwa ein bis drei Minuten in dieser Stellung.

Führen Sie dann die Hände in einer sehr langsamen Bewegung nach vorn, bis sich die Handflächen auf Herzenshöhe in der Gebetshaltung treffen. Diese Bewegung symbolisiert die Vereinigung der Polaritäten: Männliches und Weibliches, Positives und Negatives, Aktivität und Passivität, Sonne und Mond, Rechts und Links, Freude und Leid, Ehre und Schande. Wenn die Hände zueinander geführt werden, deutet diese Geste die Vereinigung der Gegensatzpaare des Lebens an. Das Herz ist jener Ort, in dem sich die Dualitäten auflösen.

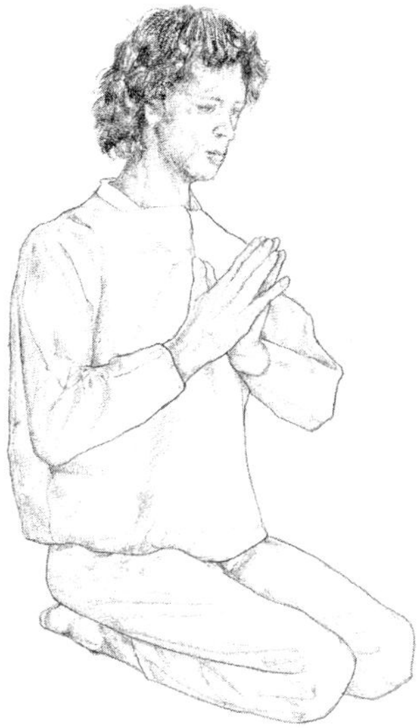

Werden Sie sich während der Übung nochmals der Unendlichkeit des Geistes bewußt. Alle Wesen sind durch den Geist miteinander verbunden. Was Sie denken, ist getragen von dem inneren Gedanken. Was sie wollen, ist geführt von dem unendlichen Willen. Lassen Sie deshalb nochmals bewußt Ihr äußeres Ich los, damit ein größerer Strom durch Sie wirken kann. Das Herz wird offen mit der Erkenntnis der Liebe im Inneren, der Liebe, die alle Wesen miteinander verbindet.

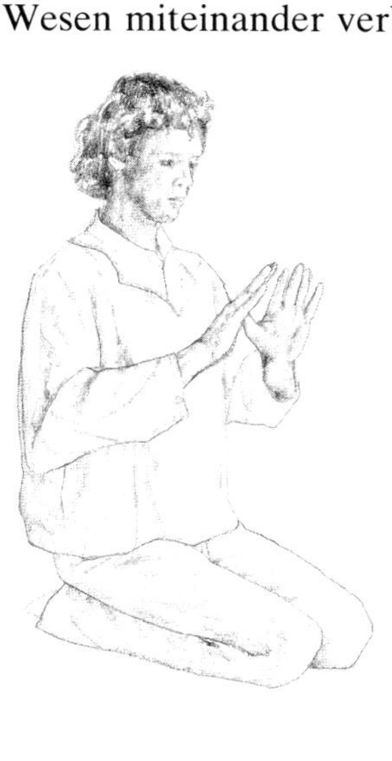

Öffnen Sie ganz langsam und bewußt die Hände und kehren Sie die Handflächen nach außen. Bleiben Sie sich Ihrer bescheidenen Haltung bewußt und geben Sie dieses Verständnis nach außen, so daß andere ebenfalls teilhaben an der Bewußtheit des Lebens.

Öffnen Sie sich mit dieser Bewegung immer weiter nach außen. Lassen Sie dabei ganz Ihren Willen los. Bleiben Sie sich nur dem Herzen bewußt. Das Herz strahlt die Liebe nach außen. Je selbstloser Sie sich öffnen, desto mehr Kraft wird mit dieser Bewegung durch Sie fließen. Die innere Kommunikation unterliegt nicht Ihrem Willen, sondern sie ist an ein größeres Wirken gebunden. Sie müssen sich dessen in der Seele bewußt sein, jedoch frei von eigenen Forderungen und Ansprüchen werden; dann fließt spürbare kosmische Energie durch Sie.

Die Atmung tritt als freie Kraft an Sie heran. Je mehr Bewußtheit Sie finden, desto weicher wird der Strom und desto mehr wird die sensitive Empfindung am Herzen gespürt.

Gerade diese Übung wirkt harmonisierend auf die energetischen Ströme in der Körpermitte. Kehren Sie aus der Weite wieder langsam zurück. Legen Sie die Hände auf den Oberschenkeln ineinander und verweilen Sie noch ruhig in der Schwingung des Atems.

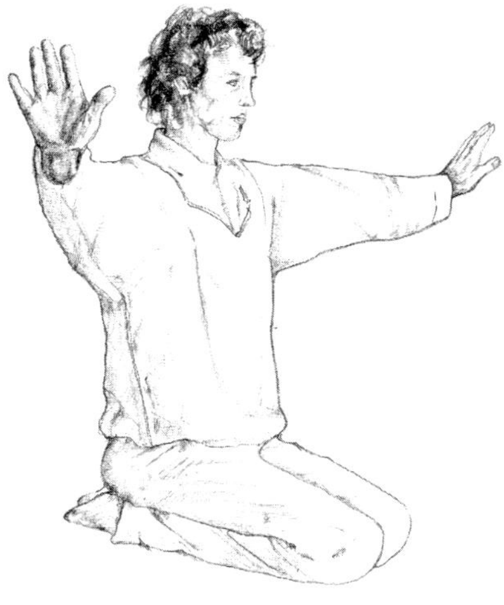

Kopf-Knie-Stellung mit seitlicher Drehung

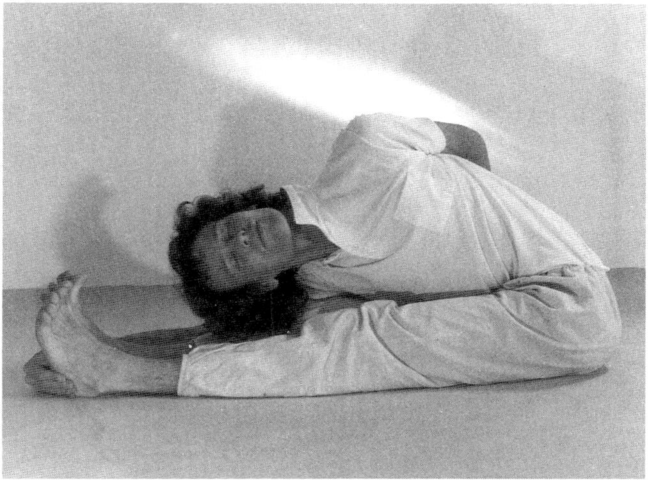

Die Kopf-Knie-Stellung – auf Sanskrit »Paschimothanasana« – ist eine der wichtigsten Yoga-Grundstellungen. Die ganze Rückseite des Körpers wird gedehnt, vor allem die Wirbelsäule wird in eine Längsstreckung gebracht. Diese starke Dehnung entfaltet ein intensives Kräftewirken. Man kann diese Yogastellung auch als eine der wichtigsten Übungen für die Atmung bezeichnen.

Das Bild der Übung: Solange der Mensch der Außenwelt zugekehrt ist, hält er den Rücken aufrecht und das Haupt erhoben. Besinnt er sich nach innen, dann senkt er die Stirn und schließt die Augen. In der Kopf-Knie-Stellung verschließt er sich ganz, senkt auch seinen Oberkörper. Er spürt in seinen eigenen tiefen Urgrund. Was um ihn herum geschieht, interessiert ihn nicht, er geht in seine eigene Welt hinein. Aus dieser Welt öffnet er sich wieder durch die Drehung; jedoch läßt er die Augen geschlossen. Er bleibt von äußeren Eindrücken unberührt. Nur die Atmung wird mit weiten Wellen entgegengenommen. Der Übende bleibt in seiner gebeugten Haltung und erlebt die Atmung mit Hingabe und Dankbarkeit.

Diese Übung ist günstig zur Vorbereitung einer Meditation. Man erlebt die Spannungen in seinem Körper, man setzt sich bewußt mit den innerleiblichen Bezügen auseinander. Der Körper offenbart nach außen die innere Seite des Wesens. Jede Spannung hat eine Bedeutung. Die Wirbelsäule ist die Achse der Persönlichkeit, mit ihr steht der Mensch aufrecht im Leben. Sie ist bei jedem Menschen in Flexibilität und Stabilität anders entwickelt. Die Bewegungsrichtungen der Wirbelsäule und deren Ausprägung deuten auf die verschiedenen Bereiche und Zusammenhänge von Körper, Seele und Geist. Manchen Menschen wird diese Stellung leicht fallen, manchen wird sie große Schwierigkeiten bereiten.

Nehmen Sie sich zur Ausführung dieser Übung etwas mehr Zeit. Ohne Zwang sollte diese Bewegung entwickelt werden. Allerdings müssen Sie eine gewisse Entschlossenheit hineinlegen, um die vorhandenen Widerstände mit der Zeit zu überwinden. Bei starken Beschwerden in der Wirbelsäule oder bei Eigenerkrankungen der Wirbelkörper sollte mit besonderer Vorsicht gearbeitet werden.

Beginnen Sie in einer Sitzhaltung mit gestreckten Beinen. Heben Sie die Arme über den Kopf nach oben und strecken Sie sich, aus dem Lendenbereich beginnend, hoch hinauf. Der Brustkorb wird dabei ebenfalls gehoben.

Richten Sie die Aufmerksamkeit nach innen, so daß Sie während der Übung spüren, was im Körper und in Ihrem Befinden vor sich geht. Behalten Sie die Längsstreckung bei und bringen Sie die Wirbelsäule nach vorne. Der Bewegungsansatz ist im unteren Rücken. Dabei müssen Sie das Maß für die Bewegung entsprechend Ihrer Flexibilität bestimmen. Wenn es möglich ist, ergreifen Sie die Füße, wenn das schwerfällt, ergreifen Sie die Schienbeine.

Bei dieser Stellung sollte keine Einknickung im Bauchraum entstehen, denn dadurch würde die Zwerchfellatmung behindert werden. Auch würde der starke Innendruck die Übung zum Zwang werden lassen. Der Bauch berührt als erstes die Oberschenkel, erst dann kann der Kopf auf die Beine gesenkt werden. Bleiben Sie immer in einer Dynamik der unteren Wirbelsäule. Sie können mit den Armen einen Zug ausüben, jedoch darf sich dabei der Schultergürtel nicht fixieren. Wenn Sie die Spannungsgrenze erreicht haben, werden Sie mit dem Körper ruhig und spüren Sie nach innen.

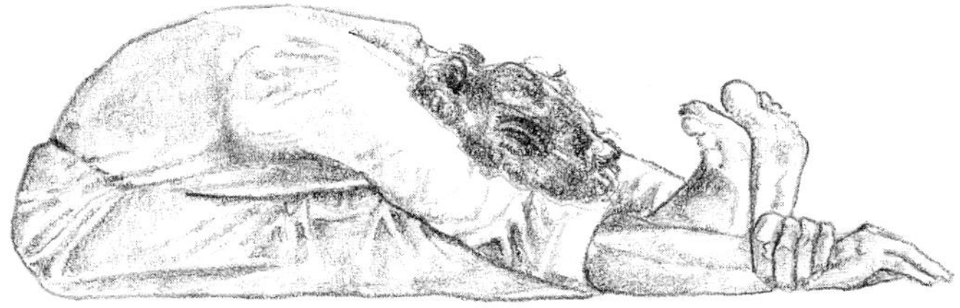

Die Atmung bleibt im Rhythmus frei. Je ruhiger Ihr Körper wird, desto länger werden die Atemphasen. Horchen Sie nach innen und halten Sie den Körper ganz bewegungslos.

Verweilen Sie mindestens zwei Minuten in der statischen Phase. Nach oben ist in der Zeitdauer keine Grenze gesetzt. Die Wirkung der Position wird um so intensiver, je länger Sie in ihr verweilen. Die Nerven werden gestärkt, der Verdauungsbereich wird belebt. Die ganzen inneren Organe werden gründlich durchgearbeitet und damit entstaut. Dadurch schenkt die Kopf-Knie-Stellung ein angenehmes Gefühl von Wachheit und Ruhe.

Erheben Sie sich nach zwei, fünf oder zehn Minuten aus dieser Stellung und richten Sie die Wirbelsäule wieder weit nach oben auf. Sie können die Bewegung mehrmals ausführen. Die statische Phase sollte dabei immer bewußt erlebt werden.

Aus der Geschlossenheit erfolgt die Öffnung nach außen. Richten Sie die Wirbelsäule wieder weit auf und legen Sie dann die linke Hand in die rechte Taille. Dabei zeigt die Handfläche nach außen und der Handrükken liegt dem Körper auf.

Achten Sie auf einen freien Atemfluß. Drehen Sie sich, aus dem Beckenbereich beginnend, mit der Wirbelsäule nach links. Dabei bleibt die Längsstreckung im Rücken immer erhalten. Der Bewegungsansatz der Drehung im Beckenbereich ist sehr wichtig, denn dadurch kommt die Wirbelsäule in eine gleichmäßige Windung.

Halten Sie die Aufmerksamkeit immer in der Wirbelsäule und strecken Sie sich zu den Beinen nach unten. Diese Bewegung ist kein Beugen, sondern ein aktives Strecken durch die Dynamik des unteren Rückens.

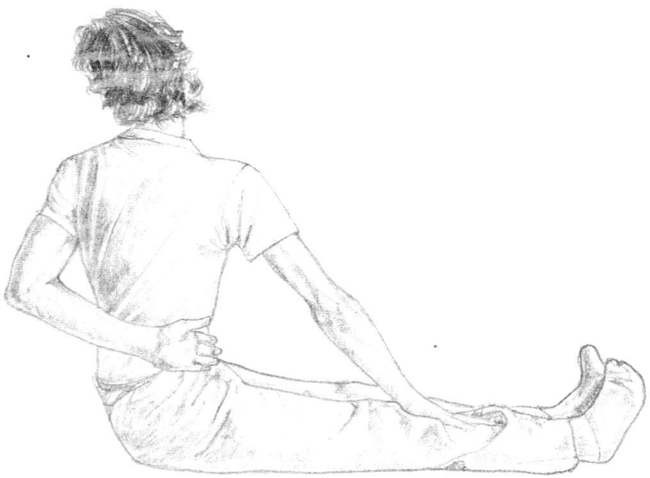

Gehen Sie soweit in die Stellung wie es Ihnen möglich ist. Die Drehung wird beibehalten. Mit der rechten Hand können Sie die Füße oder Schienbeine ergreifen (vgl. Abb. S. 69).

Verharren Sie möglichst ruhig in dieser Stellung. Die Atmung wird etwas schneller, jedoch wird trotzdem ein ruhiges und friedvolles Gefühl erlebt. Halten Sie bewußt die Dynamik im unteren und mittleren Rücken.

Lösen Sie nach ein bis zwei Minuten die Stellung und richten Sie sich wieder mit der Wirbelsäule nach oben auf. Üben Sie die andere Seite für die gleiche Zeitdauer.

Nachdem Sie beide Seiten ausgeführt haben, ist es günstig, für einige Minuten die Entspannungslage auf dem Rücken einzunehmen (Übung Seite 89).

Die Kopf-Knie-Stellung führt zu einer natürlichen Vertiefung der Atmung. Diese trägt zur Ruhe des Körpers und Stabilisierung des Nervensystems bei. Die seitliche Drehung öffnet nach außen. Sie bringt eine sensible Empfindung. Die Energien fließen verstärkt an der Wirbelsäule nach oben und führen zu Wachheit und Klarheit im Denken. Im Fühlen wird eine innere Note spürbar.

Die Waage

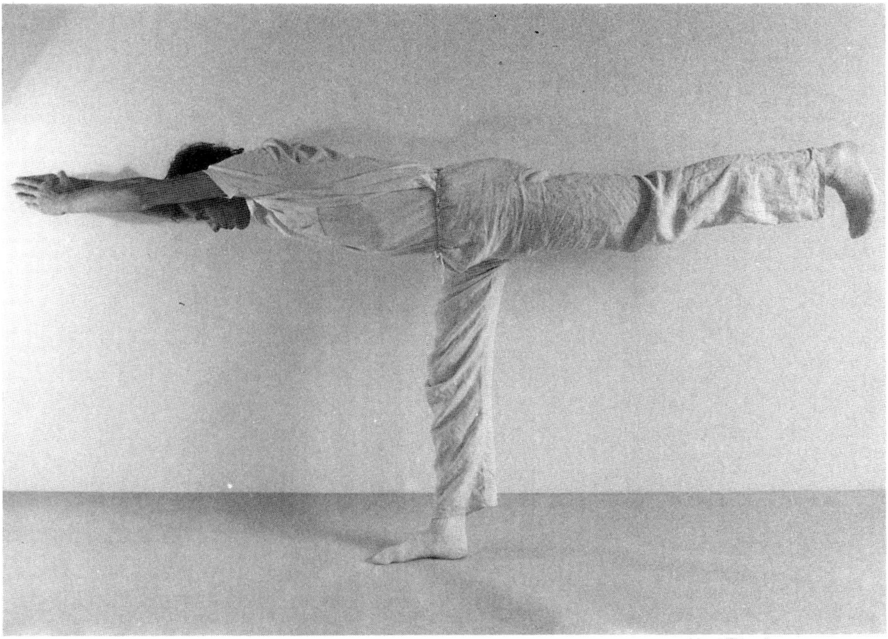

Die Waage ist eine den Körper kräftigende Übung. Sie ist trotz der Schwierigkeit, die die Endstellung darstellt, für jeden geeignet, denn sie muß nicht sofort in ganzer Perfektion ausgeführt werden.

Die Position stärkt die Bein- und Rumpfmuskulatur, gibt dem Brustkorb mehr Halt und Festigkeit. Die gesamte Statik wird verbessert, und damit kann den so weit verbreiteten Abnützungserscheinungen, die auf Fehlbelastungen beruhen, vorgebeugt werden. Auch die aufrechte Sitzhaltung fällt durch einen erkrafteten Rücken leichter.

Das Bild der Übung: Der Ausführende beginnt aus einer stabilen Haltung und läßt aus dieser die Spannung im Rücken wachsen. Er geht in die höchstmögliche Streckung seines Rumpfes hinein. Dann verläßt er den sicheren Stand und begibt sich in die gewagte waagrechte Lage. Er ist nur noch mit einem Bein auf dem Boden. Wie im Leben ein Schritt ins Neue leichter fällt, wenn Stabilität und Festigkeit gegeben sind, so gewinnt die

Übung erst Form und Charakter, wenn die Stabilität des Körpers gegeben ist. Der Übende muß auf einem Bein stehend eine hohe Spannung halten und gleichzeitig die Schwingung des Atems frei zulassen.

Nehmen Sie zur Ausführung eine stehende Position ein. Das rechte Bein wird mit dem Fuß gerade nach vorn gerichtet, das linke Bein etwas zurück, und der Fuß wird nach außen gedreht. Der Abstand zwischen den Füßen sollte maximal 30 cm betragen. Drehen Sie den ganzen Oberkörper gerade nach vorn und halten Sie den Kopf erhoben. Falten Sie die Hände vor der Brust aneinander. Beide Beine sollten in den Kniegelenken und Hüften steif gehalten werden.

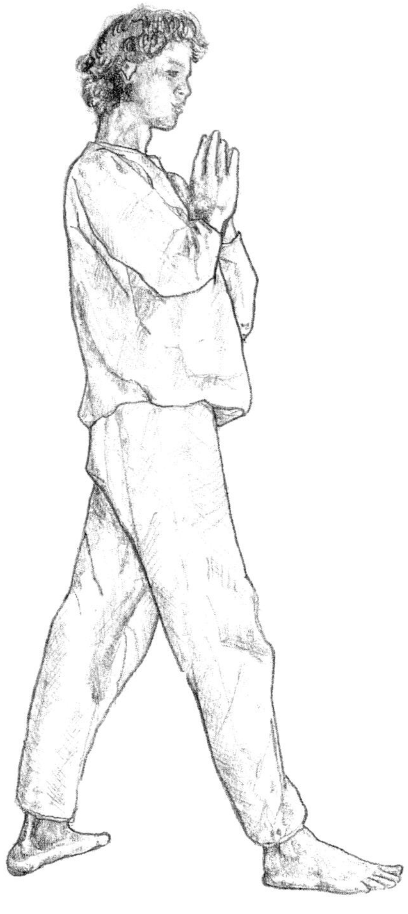

Richten Sie die Aufmerksamkeit auf die Atmung. Achten Sie besonders auf die freie Bewegung. Die Konzentration auf den Körper sollte nicht zu Unterbrechungen des Atemflusses führen.

Beginnen Sie langsam und bewußt die dynamische Phase. Heben Sie die gefalteten Hände immer höher bis über den Kopf. Dabei wird die Bewegung aus dem Rücken geformt. Die Wirbelsäule wächst in die Spannung. Der Brustkorb wird nach oben gedehnt, so daß sich die Wirbelsäule in der oberen Hälfte durchstreckt. Der Schulter- und Nackenbereich sollte so weit wie möglich entspannt bleiben.

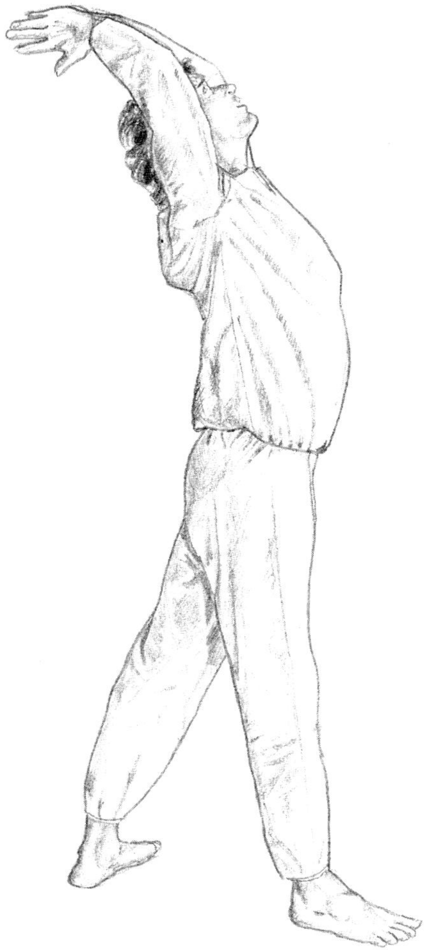

Je weiter Sie in die Spannung hineingehen, desto schneller wird die Atmung. Lassen Sie sie bewußt zu. Verharren Sie in der höchsten Durchstreckung für kurze Zeit. Verlagern Sie dann Ihr Körpergewicht ganz auf das rechte Bein. Bringen Sie den Körper in die waagrechte Lage, indem Sie den Rumpf nach vorn neigen und das linke Bein nach außen strecken.

Die Atmung wird mit dieser Bewegung noch schneller und kürzer werden. Behalten Sie die Spannung aus dem Rumpf heraus nach beiden Seiten bei. Sie sollten das Empfinden bekommen, daß Ihr Körper aus der Mitte heraus kraftvoll in die Waagrechte geschoben wird.

Halten Sie diese Stellung, wenn möglich, für die Dauer von einer halben bis einer Minute. Kehren Sie dann kontrolliert zurück in die Standposition auf beide Beine. Die Atmung wird wieder ruhiger. Führen Sie die Hände zurück zur Höhe des Brustkorbes und bleiben Sie noch bewußt, in der nachlassenden Spannung verweilend, stehen.

Nur wenn die Schwingung des Atems während der ganzen Übung frei zugelassen wird, kann sich die angenehme Empfindung von Durchströmung, Durchwärmung und der damit verbundenen Regeneration einstellen. Wird dagegen die Atmung durch die starke Anstrengung angehalten, so bildet sich im Nacken ein Stau. Der harmonische Strom durch den Körper bricht ab.

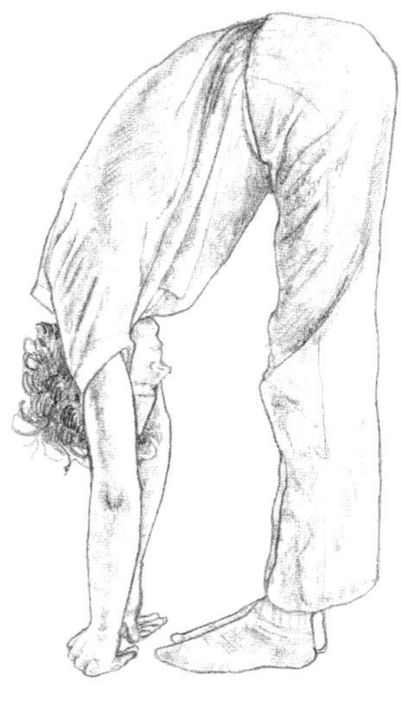

Üben Sie auch die andere Seite mit umgekehrter Beinstellung. Nach der Ausführung ist es günstig, die Beine zu schließen und den Körper entspannt nach vorn hängen zu lassen. Verweilen Sie solange, bis sich ein Gefühl von vollständiger Entspannung in Brust, Schultern, Armen und Nacken entwickelt hat.

Das Gleichgewicht in der Waage zu halten wird Ihnen anfangs Schwierigkeiten bereiten und auch die Bewegung ist sehr anstrengend. Nach mehrmaliger Ausführung wird es jedoch bald möglich sein, die Endstellung in der freien Schwingung des Atems zu halten.

Die Weite des Inneren

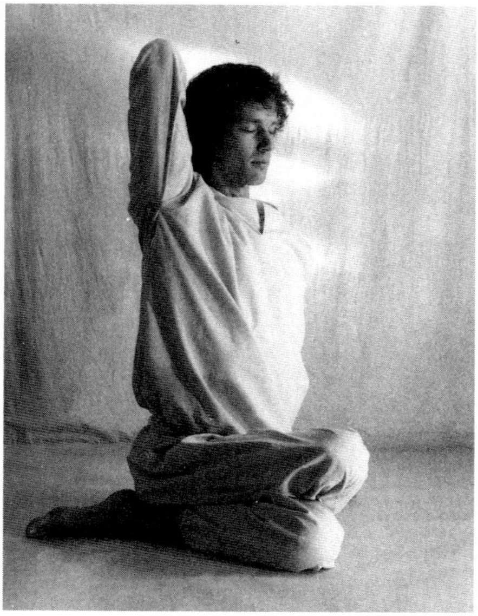

Im normalen Leben fließt die Aufmerksamkeit beständig durch die Sinne nach außen. Die Seele im Inneren ist damit für das Bewußtsein in einer nicht greifbaren Sphäre. Um wirkliches Glück und unvergänglichen Frieden zu erfahren, muß der Geist das Leben beherrschen. Doch ist es umgekehrt. Die äußere Welt mit ihren Forderungen beherrscht das Innere.

Schließt man die Augen, dann spürt man deutlich die Unruhe des Denkens. Das Bewußtsein ist nicht frei, sondern von den Eindrücken des Täglichen besetzt. Will man zur Ruhe kommen, so wühlen sich Scharen von Gedanken auf. Das Bewußtsein kann sich selbst, der Seele nicht bewußt werden.

Dieser Übungszyklus zentriert Energien direkt an die Wirbelsäule und in das Rückenmark. Das Erlebnis von Eigenkraft und Ruhe wird dabei hervorgerufen. Weit greift der Übende in die äußere Welt hinaus, bewegt seine Arme tastend in die Sphäre. Er kehrt zurück, läßt seine Bewegungen zur Ruhe kommen und versenkt sich in die Stille der inneren Welt.

Beginnen Sie in einer Hockestellung auf den Zehenspitzen. Die Arme werden angewinkelt über den Kopf gebracht, die Ellbogen mit den Händen ergriffen. Richten Sie die Aufmerksamkeit auf die Wirbelsäule. Sie ist die zentrale Achse des Körpers. Atmen Sie ein und richten Sie sich nach oben auf. Bewegen Sie dabei den linken Fuß nach außen wie in einem Tanz. Atmen Sie aus und kehren Sie wieder zur Hockestellung auf den Zehenspitzen zurück.

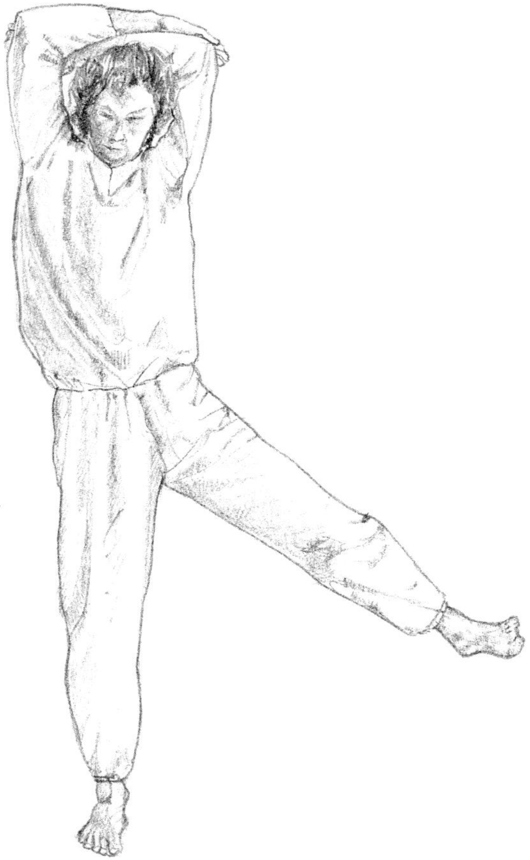

Führen Sie diese Bewegung mit wechselnder Beinhaltung bis zu zwanzigmal aus. Dabei sollten Sie die Aufmerksamkeit immer an der Wirbelsäule belassen. Das Aufrichten des Körpers ist ein bewußtes Höhertragen der Wirbelsäule.

Nehmen Sie dann den Fersensitz auf dem Boden ein. Die Atmung sollte ganz zur Ruhe kommen. Richten Sie den Blick nach innen und werden Sie sich in Ihrem Sein bewußt. Die Persönlichkeit ist der äußere Ausdruck des Lebens im Inneren.

Nehmen Sie dann den Kniestand ein und bewegen Sie die Arme nach vorne. Die Handflächen zeigen zum Körper. Heben Sie die Füße wenige Zentimeter hoch, so daß Sie Balance halten müssen. Verweilen Sie bewußt in ihrem Wesen und erspüren Sie die sensible Schwingung des Atems.

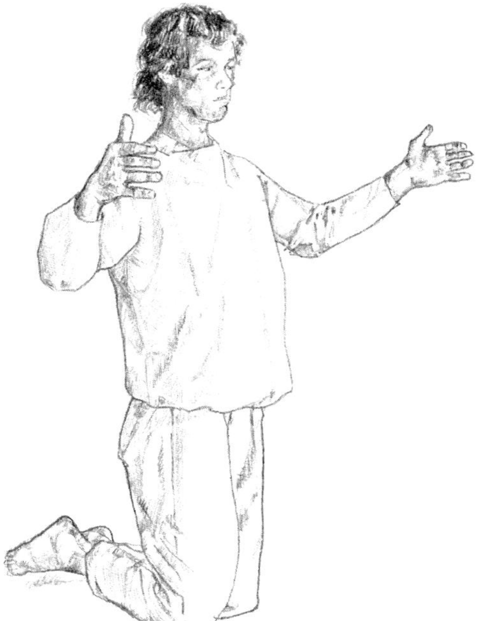

Lösen Sie nach ein bis zwei Minuten die Stellung und kehren Sie zur Fersensitzhaltung zurück. Diese Übung führt zu einer bewußten Empfindung im Herzen und gibt durch die sensible Atmung ein dankbares Gefühl.

Setzen Sie sich nun links von den Beinen auf den Boden und legen Sie das rechte Bein über den linken Oberschenkel. Beide Füße zeigen dabei nach hinten, die Knie sind übereinander gelagert. Richten Sie die Wirbelsäule und den Kopf gerade auf und werden Sie sich Ihrer selbst bewußt. Aus der Unendlichkeit ist der Mensch geboren und diese Unendlichkeit lebt im Inneren. Bewegen Sie die Arme weit und ertasten Sie die Sphäre im Raum. Nirgends gibt es eine Grenze. Alles besteht in ewiger Einheit.

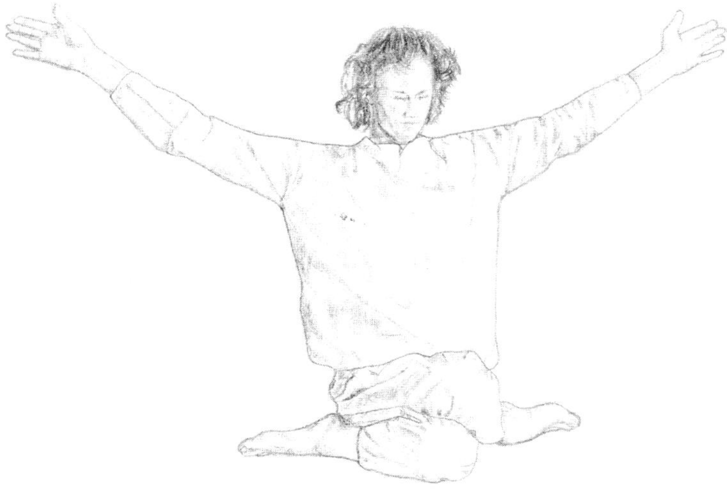

Führen Sie den rechten Arm aus der Weite nach oben und greifen Sie mit der Hand hinter die Schulter. Führen Sie auch den linken Arm aus der Weite zurück und legen Sie die Hand zum rechten Schulterblatt. Die Finger ergreifen sich hinter dem Rücken. Halten Sie den Kopf und die Wirbelsäule bewußt erhoben. Die Schwingung des Atems wird frei zugelassen (vgl. Abb. S. 78).

Im Inneren lebt jene Weite des gesamten Universums. Jedoch ist das Innere nicht ein Ort, sondern ein Gewahrwerden der Unendlichkeit des Lebens. Die Bewegung des Äußeren ist ganz zum Stillstand gekommen. Vergessen Sie auch die Spannung in den Armen und senken Sie den Blick in die unbegrenzte Weite des Inneren. Die Atmung kommt und geht. Sie stellt eine leise Verbindung zur äußeren Sphäre dar.

Lösen Sie nach geraumer Zeit wieder diese Handstellung und tasten Sie sich mit den Händen in die Weite. Die Arme sind die Werkzeuge der

Seele. Die Wirbelsäule hält ihr Wesen aufrecht. Führen Sie dann die rechte Hand zum linken Schulterblatt und ergreifen Sie sie von oben mit der Linken. Lassen Sie die Augen geschlossen und halten Sie die Stellung wieder in der Bewußtheit der inneren Weite.

Diese Position wird beim Yoga Gomukhasana genannt. Es ist der Name für das Kuhgesicht. Die Weite des Inneren wird in der Sanftheit und Sorglosigkeit des Gesichts offenbar. Das Kuhgesicht ist dafür beispielhaft.

Ist es Ihnen nicht möglich, die Finger hinter dem Rücken zu fassen, halten Sie sich einfach am Pullover fest. Als alternative Beinstellung kann auch die Fersensitzhaltung genommen werden. Die Position ist von der energetischen Seite dann jedoch nicht so intensiv.

Nach Beendigung dieser Übung können Sie die Entspannungslage auf dem Rücken einnehmen. Sinnvoll ist es jedoch, direkt im Anschluß an Gomukhasana die Schiefe Ebene (Übung Seite 86) als spannkräftige Übung zur Ergänzung anzuschließen.

Stabilität und Flexibilität

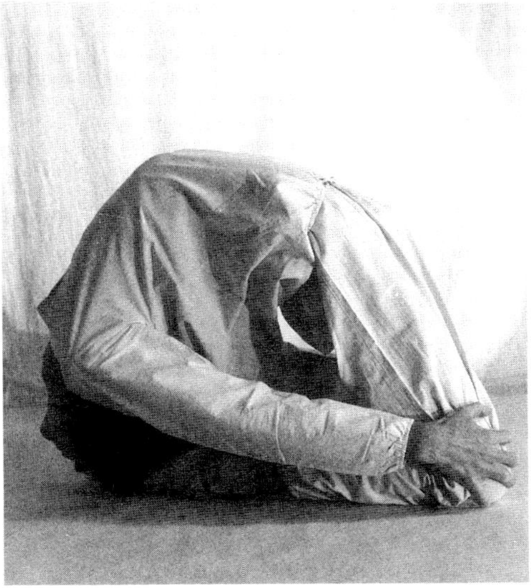

Atemschulung ist gleichzeitig aktive Körperschulung. Hierfür sind die Yogastellungen sehr gut geeignet. Sie sind auch für den westlichen Menschen leicht erlernbar. Durch die Arbeit mit dem Körper wird das Bewußtsein erweckt. Vom Greifbaren wird zum Ungreifbaren gearbeitet.

Eine anstrengende Körperübung sollte nicht wie im Sport ermüden, sondern sollte zu mehr Wachheit und Kraft führen. Der Atem wird immer beobachtet, aber gleichzeitig in seiner freien Bewegung zugelassen. Die Konzentration ist in jeder Phase der Übung beteiligt. Nie sollte mechanisch gearbeitet werden, denn so spürt man immer deutlicher seine Grenzen und lernt mit dem Körper harmonisch umzugehen.

Gerade die Wirbelsäule ist für eine sinnvolle Schulung bedeutungsvoll. Sie sollte in allen Teilbereichen beweglich sein. Auch sollte die Rückenmuskulatur so kräftig sein, daß eine aufrechte Haltung mühelos gewährleistet ist. Sind Blockaden im Rücken vorhanden, wirkt sich dies auf die gesamte Statik aus. Damit wird auch die Atmung in ihrer natürlichen Bewegung abgelenkt.

Bildhaft zeigt die aufrechte Haltung mit erhobenem Haupt das Selbstbewußtsein des Menschen. Die Wirbelsäule ist der physische Träger des seelisch-geistigen Lebens. In ihr zeigt sich die Eigendynamik des Menschen. Ist die Wirbelsäule geschwächt oder in bestimmten Abschnitten blockiert, dann ist auch die Aktionskraft im Leben geschwächt. Vieles wird dadurch im persönlichen Dasein mühevoller und schwieriger.

Diese Übungen sollen die Flexibilität zum einen und Stabilität zum anderen fördern. Mit der Kräftigung des Rückens wird auch die gesamte Atemmuskulatur gefestigt. So kann die Atmung müheloser und fülliger fließen. Ganz ohne diese aktive Körperschulung hätte die Atemübung auf Dauer sehr wenig Erfolg. Flexibilität und Stabilität in der Wirbelsäule bilden ein sicheres Fundament für gesundes inneres Erleben und geistiges Wachsen.

Ein Baum, der seine Zweige weit gegen den Himmel richtet, schlägt starke Wurzeln in die Erde und hält sich durch einen massiven Stamm. So benötigt auch der Mensch, der sich in sensitive Bereiche entwickelt, ein starkes Rückgrat. Dies im äußeren, wie auch im inneren Sinne.

Diese Übungen können einzeln praktiziert oder auch mit anderen kombiniert werden. Nehmen Sie sich Zeit und spüren Sie während der Ausführung nach innen. Eine Körperübung ist zugleich immer Bewußtseinsübung. Üben Sie entschlossen entsprechend Ihren Möglichkeiten, jedoch sollten Sie nicht ins Leistungsdenken geraten.

Die stehende Kopf-Knie-Stellung ist vor allem eine beruhigende Übung. Sie fördert die Flexibilität des unteren Rückens und führt zu einer natürlichen Vertiefung der Atmung. Schließen Sie die Beine und lassen Sie den Oberkörper nach vorne hängen. Dabei sollten Sie vorerst noch keinen Zug mit den Armen ausführen. Atmen Sie bewußt und lassen Sie die Schultern, den Kopf und die Arme entspannt nach vorne hängen. Erst nachdem Sie ein Gefühl der Ruhe und Innerlichkeit spüren, legen Sie eine Dynamik in die untere Wirbelsäule und schieben Sie sich dadurch langsam nach vorne, so daß die Handflächen schließlich dem Boden aufliegen. Diese Endstellung muß jedoch nicht sofort erreicht werden; sie erfordert längeres Üben.

Aus dieser Übung können Sie eine schwierigere Variation entwickeln: Greifen Sie mit der linken Hand das linke Fußgelenk und ziehen Sie sich dadurch weiter nach unten. Das rechte Bein wird als Gegenbewegung nach hinten hoch gestemmt. Je mehr Sie in diese aktive Streckung gehen, desto schneller wird die Atmung. Halten Sie die Stellung bewußt für eine halbe Minute und wechseln Sie dann zur anderen Seite. Richten Sie sich nach der Ausführung wieder auf und entspannen Sie den Oberkörper.

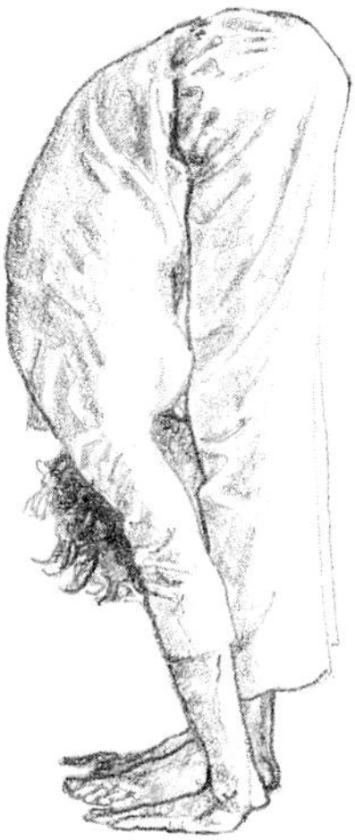

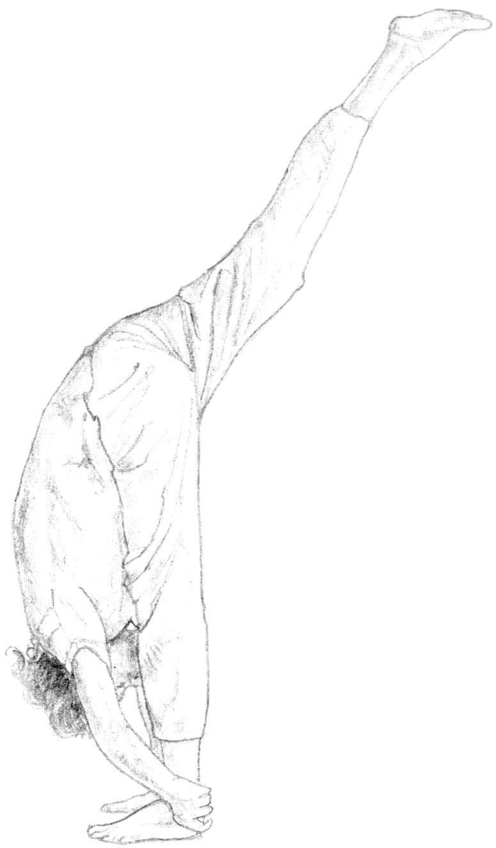

Rückwärtsbeugende Übungen: Sie stellen sinngemäß einen Gegensatz zu den Kopf-Knie-Stellungen dar. Nehmen Sie eine Sitzhaltung mit gestreckten Beinen ein. Die Handflächen werden knapp hinter dem Rükken auf dem Boden aufgesetzt. Dehnen Sie sich mit der oberen Wirbelsäule aktiv durch. Der Brustkorb wird dabei weit nach vorne geöffnet. Die Atmung bleibt im Rhythmus und in der Bewegung frei.

Mit dieser Übung können Sie die Brustwirbelsäule erspüren und die einzelnen Wirbelsäulenabschnitte besser mobilisieren. Erhöhen Sie die Spannung und dehnen Sie das Brustbein weit nach vorne. Zwischen den Schulterblättern wird damit die Wirbelsäule durchgestreckt. Je weiter Sie sich dehnen, desto schneller wird die Atmung.

Heben Sie aus dieser aktiven Rückenspannung die Hüften vom Boden und stützen Sie sich ganz auf die Hände. Der Körper bildet eine schiefe Ebene. Dies ist auch der Name dieser Stellung. Wenn es Ihnen leicht fällt, können Sie die Fußsohlen flach auf den Boden drücken und die größtmögliche Durchstreckung einnehmen. Halten Sie je nach Ihren Möglichkeiten von einigen Sekunden bis zu einer Minute. Die Atmung wird durch den starken Krafteinsatz intensiv und heftig.

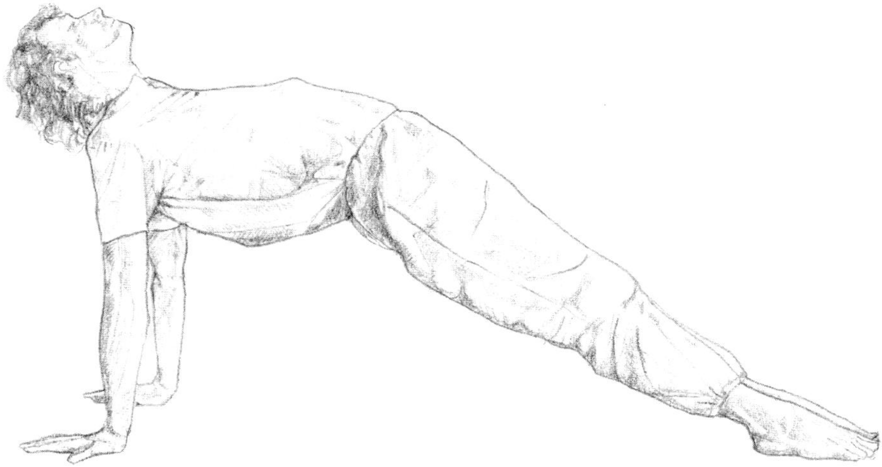

Die Schiefe Ebene kräftigt den Rücken, die Schultern und die Arme. Die heftige Atmung, die durch den hohen Krafteinsatz gefordert wird, belebt die ganze Stoffwechsellage. So entsteht eine angenehme befreiende Wirkung. Die Vorderseite des Körpers wird geöffnet, die gesamte Durchatmung gelingt leichter. Die Schiefe Ebene eignet sich im Anschluß an die Kopf-Knie-Stellung als ausgleichende Gegenbewegung.

Besitzen Sie bereits einen sehr kräftigen und flexiblen Rücken, so können Sie die Vorübung zum Diamanten ausführen. Die vollendete Form erfordert höchste Spannkraft in der Wirbelsäule und sollte nur nach längerem Training versucht werden (vgl. Abb. S. 83).

Nehmen Sie den Kniestand ein. Die Knie können leicht voneinander entfernt sein. Richten Sie die Aufmerksamkeit auf die Wirbelsäule und strecken Sie sich zum Scheitel hoch. Die Hände können an die Oberschenkel gelegt werden. Wachsen Sie immer weiter hoch. Aus dieser Streckung kann der obere Rücken immer weiter nach hinten gebeugt werden. Dabei dürfen Sie keinen Druck im Lendenabschnitt spüren. Die Wirbelsäule muß im Brustbereich so kraftvoll und exakt durchgestreckt werden, daß die unteren Wirbel nicht gedrückt, sondern auch gedehnt werden. Sobald Sie den unteren Rücken spüren, müssen Sie den Brustkorb weiter nach oben dehnen. Dadurch kommt die große Durchstrekkung zustande. Gehen Sie jedoch nur so weit, wie es wirklich möglich ist.

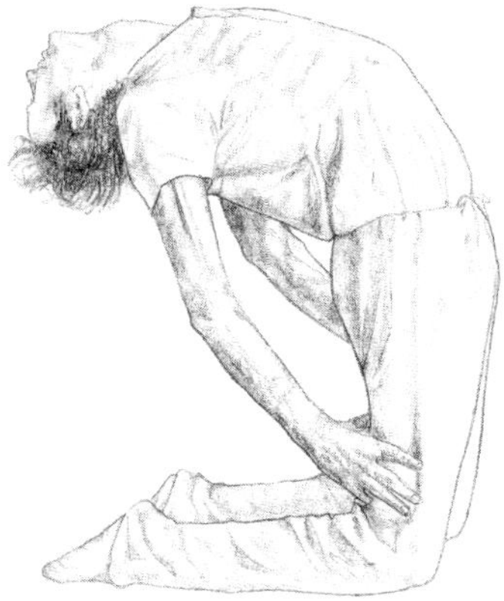

Dieses aktive Spannen fördert die Brustatmung. Die Atemkapazität wird erweitert und die Durchatmung leichter. Wenn Ihnen die Bewegung leicht fällt, können Sie sich weiter nach hinten strecken, jedoch müssen sie die Muskulatur im oberen Rücken kraftvoll einsetzen. Halten Sie immer bewußt die Spannung und legen Sie sich nach der Ausführung in die Entspannungslage auf den Rücken.

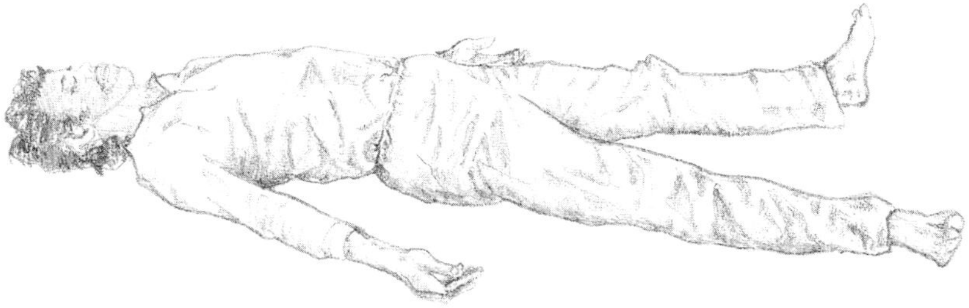

Entspannungslage und tiefe Atmung

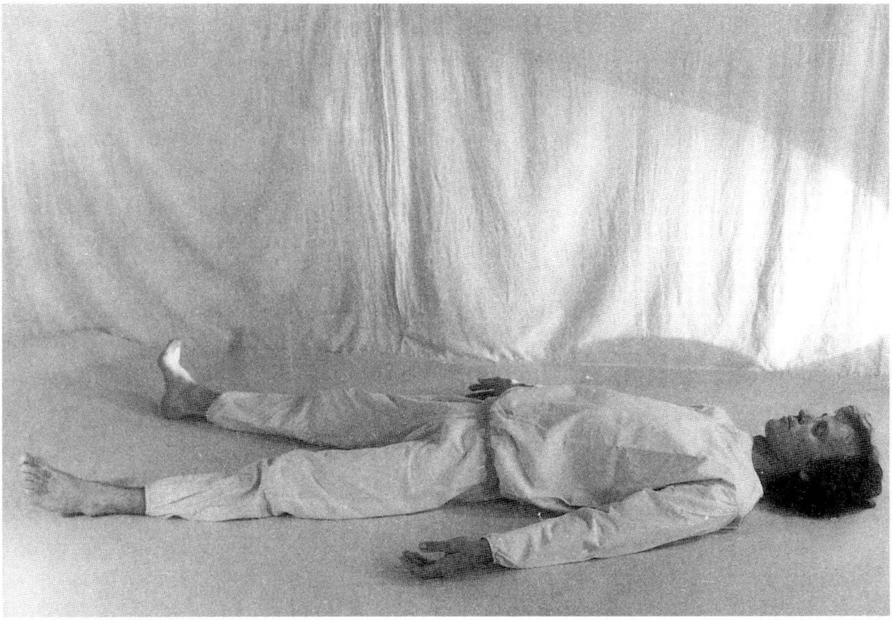

Entspannung bedeutet bewußtes Loslassen. Der Körper ist das Symbol des Äußeren. Er ruht wie in einem tiefen Schlaf. Nur das Bewußtsein ist wach und aktiv an der Übung beteiligt.

Alle Übungen der Atmung sowie auch alle Yogastellungen und Entspannungsübungen sind Bewußtseinsübungen. So auch diese Entspannung. Während der Ausführung gewinnt man eine mehr oder weniger deutliche Empfindung von Vergänglichem und Unvergänglichem. Das Leben ist im Alltäglichen von fremden Eindrücken bedrängt und somit wird das Bewußtsein von der eigentlichen inneren Realität entfernt.

Der Geist ist ewig. Das irdische Dasein ist den Gesetzen des Wandels und Vergehens unterworfen. Mit dem Körper wird in dieser Übung auch das äußere Dasein losgelassen. Das Denken fließt so natürlich weiter wie das Flüstern des Windes, und der Wille löst sich auf wie ein Tropfen Wasser im Meer.

Der Übende gewinnt in der Entspannungslage jenes Bewußtsein von Grenze und Grenzenlosigkeit und klammert sich nicht an ein Ziel, sondern läßt seine ganze Person sinken.

Die Entspannungslage ist sehr wichtig. Sie sollte nach allen anstrengenden Übungszyklen für einige Minuten ausgeführt werden. Sie kann jedoch auch für sich alleine als eigentliche Übung praktiziert werden. Sie eignet sich besonders für all jene, die Ruhe und Gesetztheit in sich finden wollen. In dieser Stellung sammeln sich die feinstofflichen Energien und konzentrieren sich im Innenraum. Eine gute Entspannung ist wertvoller als ein tiefer Schlaf, denn nicht nur der Körper regeneriert sich, auch die Seele sammelt ihre Kräfte. Nach der Ausführung fühlt man sich psychisch gestärkt.

Entspannung ist Voraussetzung zu innerem Erleben. Jene natürliche Freude aus der Tiefe des Herzens ist der Ausdruck von äußerer Gelöstheit. Belastende Eindrücke werden mit dem Körper abgelegt. Solange Spannungen vorhanden sind, solange Sorgen das Dasein belasten, ist keine Entspannung möglich. Erst wenn Bereitschaft zum Loslassen besteht, entwickelt sich natürliche Ruhe. So bedeutet Entspannung Erkenntnis der äußeren, vergänglichen Welt. Wird diese Erkenntnis in der Übung gewonnen, führt sie zur Furchtlosigkeit und Frieden.

Um eine wirkliche tiefe Entspannung zu erzielen, ist Übung erforderlich. Nehmen Sie eine nicht zu weiche, jedoch auch nicht zu harte Unterlage. Zwei übereinandergefaltete Decken eignen sich sehr gut. Wenn Sie vor der Ausführung einige aktive Körperübungen durchgeführt haben, ist es leichter, in die Entspannung zu finden.

Nehmen Sie zur Ausführung vorweg eine Sitzhaltung mit angezogenen Beinen ein. Um den Körper in die Symmetrie zu richten, ist die Lage der Wirbelsäule von großer Bedeutung. Stützen Sie sich auf die Ellbogen nach hinten auf und richten Sie sich Wirbel für Wirbel in einer geraden Linie zurück.

Zuletzt berührt der Hinterkopf den Boden. Achten Sie auf das Kreuzbein am unteren Ende der Wirbelsäule. Dieser spürbare Knochen sollte gleichmäßig und sicher auf dem Boden ruhen. Lassen Sie die Beine einzeln auf der Decke entlanggleiten und kippen Sie die Füße locker nach außen. Der Abstand zwischen den Knöcheln beträgt etwa 30 cm. Wenn die Beine zu nahe zusammenliegen, ist es schwieriger, die Hüftgelenke und den unteren Rücken zu entspannen.

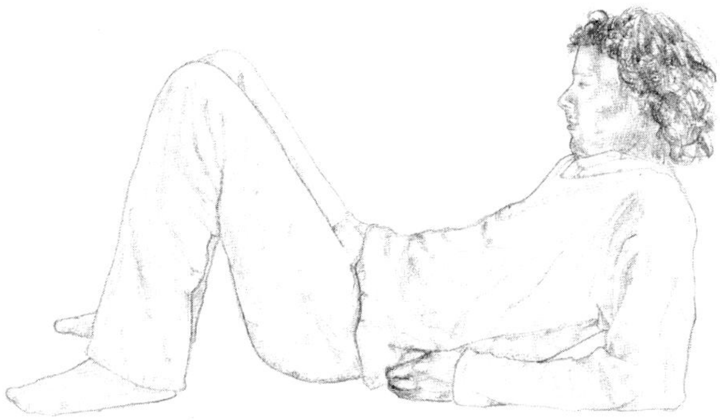

Um die Lage der Schultern und der Schulterblätter nochmals zu verbessern, heben Sie die Unterarme und berühren Sie mit den Fingern die Schlüsselbeine. Dadurch werden die Ellbogen in eine leichte Streckung gebracht und die Schultergelenke richten sich gleichmäßiger auf den Boden. Klappen Sie die Unterarme nach unten zurück, so daß die Handflächen ohne Spannung nach oben fallen.

Dies ist die normale Entspannungslage. Sie wird auch Totenlage genannt, da der Körper völlig regungslos daliegt. Der Puls wird ruhiger, die Atmung verlangsamt sich. Der Körper benötigt in dieser Position keine aktive Muskelanspannung.

Die Konzentration und die tiefe Entspannung ist leichter zu finden, wenn der Körper symmetrisch liegt. Überprüfen Sie deshalb noch einmal die Lage, damit sie sich dann nicht mehr bewegen müssen. Auch der Kopf sollte eine Linie mit der Wirbelsäule bilden, denn neigt er sich seitlich, führt dies zu Konzentrationsverlust und Schläfrigkeit.

Lassen Sie bewußt die Gelenke und die Muskulatur an den Beinen los. Wandern Sie gedanklich durch den Körper und entspannen Sie von unten nach oben durch bildhafte Vorstellung alle Teilbereiche des Körpers: die

Hüften, den unteren Rücken, den Bauchraum, den mittleren Rücken, das Zwerchfell, den oberen Rücken und den Brustkorb, die Schultern, die Arme, die Hände und die Finger, den Nacken, den Hals, den Unterkiefer, die Kaumuskeln, das Gesicht, die Schläfen und die Kopfhaut.

Sobald sich ein Empfinden von Ruhe und Gelöstsein eingestellt hat, achten Sie bewußt auf Ihren Willen. Lösen Sie Ihren Willen nach außen auf. Stellen Sie sich vor, Ihr Wille verläßt den Körper. Jeder Gedanke an ein Ziel schwindet nach außen. So wie ein Vogel sich in die Luft erhebt und gegen den Horizont fliegt, bis er schließlich dem Blick entronnen ist, so löst sich Ihr Wille aus dem Körper in die Unendlichkeit auf.

Richten Sie die Aufmerksamkeit sanft auf die Atmung. Lassen Sie die Konzentration von innen her entfalten, vermeiden Sie jedoch träumende Phasen oder halbbewußte Zustände. Die Atmung kommt von außen und durchdringt Sie in Ihrem Wesen. Sie unterliegt nicht dem eigenen Willen, sondern kommt und geht in ihrer eigenen Bewegung, Intensität und Rhythmus. Beobachten Sie diese Atmung, ohne daß Sie eingreifen. An den Naseneingängen ist sie deutlich spürbar. Je mehr Sie die Aufmerksamkeit nach innen lenken, desto mehr spüren sie das Strömen bis hinein in die tieferen Lungenbereiche.

Achten Sie jedoch, daß Sie das Denken nicht anspannen. Sobald Sie einen Gedanken festhalten, spannt sich die Haut Ihres Körpers. Auch die Atemmuskulatur wird dadurch in eine leise Spannung gebracht und der sensible Strom wird wieder rauher.

Bleiben Sie nun für die Dauer von mindestens fünf bis höchstens zwanzig Minuten in dieser Lage. Durch die Entspannung wird die Atmung auf natürliche Weise vertieft. Beobachten Sie den Bauch- und Beckenraum. Lassen Sie die Atmung ganz für sich selbst arbeiten. Sie ist eine größere Kraft, die von weiter Ferne an Sie herantritt; sie durchdringt und erfüllt Sie mit weicher Wärme. Indem Sie die Aufmerksamkeit auf die verschiedenen Körperbereiche lenken, lenken Sie auch indirekt die Atmung. Beobachten Sie beipielsweise den Lendenbereich, können Sie spüren, wie die sanfte Welle diesen Bereich umhüllt.

Sie können sich auch auf eine gesteigerte Intensität der Atmung besinnen. Immer müssen Sie jedoch die Atmung als ein Größeres annehmen. Je mehr diese Vorstellung gelingt, desto mehr wird die Atmung zu einem Bewußtsein von Freiheit führen.

Gerade die dadurch gewonnene tiefe Atmung bringt sehr viel Ruhe. Sie harmonisiert die Stoffwechsellage und schenkt Vitalität und einen gesunden Schlaf. Das Herz wird entlastet, das Ausscheidungssystem gestärkt. Alterungsprozesse wie Arteriosklerose und frühzeitige Abnützungserscheinungen werden dadurch wesentlich verhindert. Wird die Tiefenatmung öfters ausgeführt, entwickelt sie sich mit der Zeit zu einer unbewußten Gewohnheit.

Der Körper macht sich in dieser Übung bereit, die Welle der Atmung ungehindert aufzunehmen. Die Atmung arbeitet ganz für sich selbst. Diese Empfindung ist wichtig und sollte sich deutlich zeigen.

Mit dieser Empfindung ist ein Bewußtseinsprozeß verbunden. Indem der Mensch in der Übung seinen Willen losläßt, erkennt er die Weite des Atems. Er wird sich der Ursache für Spannungen im Leben in sich selbst bewußt. Der Körper unterliegt nicht dem eigenen Willen. Er ist mit der Entspannung frei. Damit sind auch Abhängigkeiten losgesagt. So kann der Mensch erkennen, daß alle Erscheinungen des Lebens eine Bedeutung haben. Diese neu gewonnene Erkenntnis hilft zur Anerkennung des inneren Impulses.

Für die Entspannung ist es besonders wichtig, daß das Bewußtsein immer wach gehalten wird. Schläft man ein oder sinkt in träumende Phasen, erkennt man sich nicht selbst in der Übung und der Lernprozeß im eigentlichen Sinne bleibt aus.

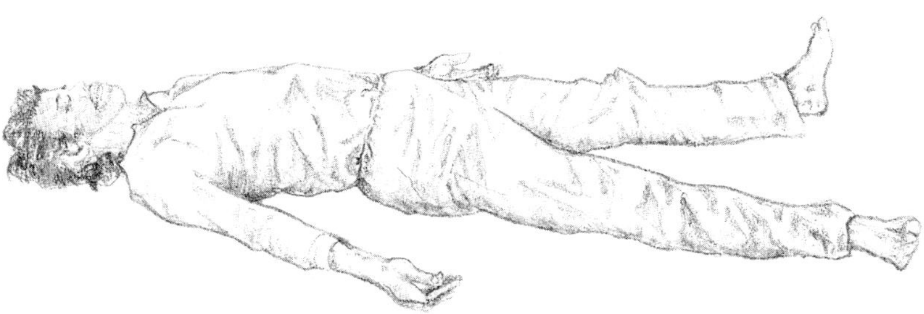

Die Entspannungslage mit tiefer, freier Atemführung ist nicht an ein bestimmtes Zeitmaß gebunden. Sie sollten sich jedoch mindestens zehn Minuten nehmen, denn dies benötigt schon Ihr Körper, um in die Entspannung zu sinken. Kehren Sie nach Beendigung dieser Übung sehr langsam zurück. Ertasten und erspüren Sie die einzelnen Glieder, bewegen Sie sich langsam wie nach einem tiefen Schlaf, bevor Sie sich zur Sitzhaltung aufrichten.

Pranayama – die geistige Lebensschule

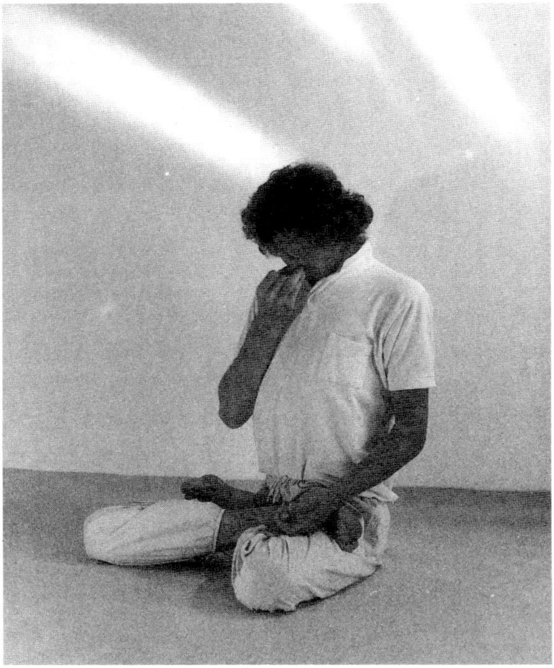

Wörtlich übersetzt bedeutet Pranayama: Kontrolle der Lebenskraft. Leben und Wachstum ist nur möglich durch Energie. Diese ist jedoch nicht mit den Augen sichtbar, weil sie zum feinstofflichen Körper des Menschen gehört. Doch durchdringt und erhält diese Energie alles Leben auf dieser Erde. Beim Joga wird sie Prana genannt. In Japan und China, den Ländern, aus denen die Akupunktur kommt, heißt die gleiche Energie Chi und in der westlichen Welt bezeichnet man sie als elektromagnetische Energie.

Diese Energie fließt beständig durch den Menschen. Sie ist in allen Teilen des Körpers tätig. In manchen Bereichen ist sie stärker aktiv, in anderen Abschnitten ist sie weniger rege. Sie hat eine entscheidende Bedeutung für das ganze Leben. So bestimmt diese Energie die körperliche

Gesundheit und in weiter Sicht das seelische Befinden, sowie auch das Bewußtsein.

Pranayama ist eine spezielle Form der Atmung. Pranayama ist ein wichtiges Glied in der körperlichen und geistigen Schule des Yoga. Indem man die Atmung auf bestimmte Weise führt, wirkt man auf das feinstoffliche Energiesystem. Man lenkt die Energie in bestimmte Bereiche des Körpers. Man zentriert sie durch Atemanhalten in verschiedenen Organen und zur Wirbelsäule. Jeder Bereich des Körpers hat eine bestimmte Bedeutung für das Leben und für die Bewußtseinsentfaltung. Mit Pranayama ist die Möglichkeit zu tiefgreifenden Veränderungen in Körper und Bewußtsein gegeben.

Diese Übungen dürfen nicht leichtfertig praktiziert werden. Genaue Kenntnisse über die Zusammenhänge sind unbedingt erforderlich, denn diese Übungen bringen schon nach kurzer Praxis langfristige Folgewirkungen.

Rhythmisierung des Atems

Die Atmung unterliegt einem beständigen Rhythmus. Dieser Rhythmus steht wiederum mit dem Puls in einem bestimmten Verhältnis, etwa eins zu vier. In geisteswissenschaftlichen Forschungsberichten wird von dem großen Weltenrhythmus berichtet. An einem Tag atmet der Mensch 25 920 Atemzüge. Der Tierkreis symbolisiert durch die astralen Einflüsse die körperliche und geistige Entfaltung des Menschen. Mit dem unbewußten Atemrhythmus ist die ganze Entwicklung des Individuums in das universelle Lebensgesetz eingebettet.

Rhythmus ist im Leben von besonderer Bedeutung, denn alle Erscheinungen auf der Erde unterliegen einem rhythmischen Ablauf. Das gesamte Pflanzen- und Tierreich unterliegt den sich wandelnden und wiederholenden Gesetzen. Der Winter geht und der Sommer kommt. Nichts fällt aus dem großen rhythmischen Geschehen heraus. Auch die Organe des Menschen arbeiten in rhythmischer Tätigkeit. Im großen wie im kleinen gibt es Rhythmus. Was in Einzelheiten sichtbar ist, findet die Fortsetzung in der unendlichen Welt des Kosmischen.

Ein konstant waltender Rhythmus bestimmt die Entwicklung der Erde und damit die Entwicklung des Menschen. So unterliegt man einem großen Gesetz; Rhythmus regiert den Menschen.

Durch die Kraft der Selbsterkenntnis ist es dem Menschen möglich, in den autonomen Rhythmus der Atmung einzugreifen. Dies ist nun bei Pranayama, der Yogaatmung, der Fall. Das Ein- und Ausatmen wird bewußt verlängert. Auf der Höhe des Einatmens wird auch die Atmung zu einer Pause angehalten. So wird der natürliche, unbewußte Atemrhythmus durch einen längeren, bewußten Rhythmus verändert.

Um die Auswirkungen dieser bewußten Veränderung nun zu verstehen, muß man die Bedeutung der Atmung aus ganzheitlicher Sicht betrachten. Die Atmung führt den Menschen mit einem bestimmten Rhythmus. Sie bestimmt sein seelisches Wohlbefinden und beeinflußt das Gedankenleben. Jeder Mensch besitzt eine individuelle Atemqualität und einen individuellen Rhythmus. Aus dem Zusammenspiel der äußeren Umweltbedingungen mit den Anlagen der Person formt sich eine besondere

Wesensstruktur. Diese erhält ihre Bestimmung durch die Atmung. So wirkt die Atmung als größere Kraft im Menschen und führt ihn durch das Leben.

Nun verändert der Pranayama-Übende den Rhythmus der Ein- und Ausatmung und formt auch die Qualität des Atemstromes genauer und zarter. Der autonome Prozeß wird bewußt erfahren und sogleich auch verändert. Dies hat entscheidende Auswirkungen für die ganze Lebensgestaltung und Persönlichkeitsenfaltung, denn der Rhythmus leitet von weitem her den Menschen in seinem Dasein.

Im Leben läßt sich der Mensch unbewußt von den Kräften des Atems leiten. Er vertraut auf die natürliche Ordnung und gibt sich der Führung. Jetzt aber, in Pranayama, nimmt er die Zügel selbst in die Hand und beginnt seine Kräfte zu lenken. Indem er den Rhythmus der Atmung ändert, wirkt er auf seinen feinstofflichen Körper und formt sich damit von innen heraus eine neue Existenz.

Mit Pranayama beginnt man sein Leben und sein Lebensziel zu bestimmen. Große Verantwortung wird mit dieser Selbstbestimmung aufgenommen, denn der Mensch kann nicht ohne Ziel das Leben leben. Er braucht einen genauen Plan seines Weges, sonst irrt er unwissend umher und treibt seine Kräfte zur Erschöpfung und verkennt seine Möglichkeiten.

Pranayama bedeutet bewußte Atemführung und damit bewußte Lebensgestaltung. Wer in den autonomen Ryhthmus eingreift, verändert sein Wesen und nimmt große Verantwortung auf sich, denn man nimmt sich bewußt aus dem weltlichen Geschehen und aus der natürlichen Ordnung der Dinge heraus. Das Gesetz von Ursache und Wirkung, das über dem Lebensweg waltet, wird durch die gezielte Atemübung nun als ungültig erklärt. Der Atemrhythmus verbindet den physischen Körper mit dem seelischen Leben auf einheitliche Weise. Diese Einheit wird durch Pranayama auf höherer Ebene erlebt. So erhebt sich der Mensch, er befreit sich aus den Fesseln der irdischen Verhaftung.

Pranayama ist nur im geistigen Sinne zu verstehen. Es dient nicht zur Therapie von Krankheiten und seelischen Unausgewogenheiten, sondern das Bewußtsein wird in eine geistige Dimension gehoben. Der Weg dorthin erfordert ein hohes Maß an Selbstverantwortung und darf nicht leichtfertig begonnen werden.

In dieser Atemschulung liegt eine große Gefahr. Wer die Übungen über die Zeitdauer von einigen Wochen ausführt, wird bemerken, daß sich sein ganzes Leben damit verändert. Es erwacht eine ganz bestimmte Kraft in der Persönlichkeit, von der man noch nicht so recht weiß, wohin sie einen führen wird. Vieles Neue wird im Leben erkannt. Stimmungen und Gefühle ändern sich, das Temperament wird ruhiger. Tief im Inneren spürt der Übende, daß er mit Pranayama immer mehr Kraft in seinem Wesen sammeln kann. Dies gibt ihm auch die Empfindung, daß er damit über seine Möglichkeiten und Grenzen hinauswachsen kann, ja er merkt, daß er selbst über die Natur hinauswachsen kann. Indem er das Bewußtsein kontinuierlich durch die Atmung erweitert, erhält er mehr Macht, denn er sieht mehr und erkennt mehr. Sein Wesen ist für sensible Eindrücke geöffnet, jedoch ist er auch gleichzeitig leichter verwundbar. Je länger man Pranayama ausführt, desto mehr ändert man seine ganze Persönlichkeit.

Man braucht sehr viel Stabilität, Wissen und Lebenserfahrung, um die Kräfte des Pranayama auch wirklich sinnvoll nützen zu können. Werden die erwachten Kräfte nicht genützt, machen sie das ganze Leben des Menschen schwankend. Es kann sogar soweit führen, daß Gefühle der Angst und Isolation aufkommen.

Der Weg des Pranayama darf nur begonnen werden, wenn der Mensch in seinem persönlichen Bereich bereits Zufriedenheit und Glück gefunden hat. Er muß Liebe in seinem Herzen tragen. Er muß bereit sein, dienen zu können und seine persönlichen Verhältnisse müssen in Ordnung sein. Die große Verantwortung der Selbstbestimmung kann nur mit Erfahrung und Reife aufgenommen werden. Das Leben muß in den persönlichen Bereichen frei von irdischen Forderungen sein.

Die eigentliche Aufgabe der Pranayamaschulung liegt im Leben selbst. Die Rhythmisierung des Atems in der Übung gibt nur die Grundlage für das nachfolgende Erkennen und Handeln. Ein Weg soll vom Inneren heraus gestaltet werden. Das alltägliche Leben wird jedoch nicht verändert.

Mit der Atemschulung des Pranayama ist nicht das äußere Dasein zu verändern; sondern die innere Haltung und die Beziehung zu den Mitmenschen auf liebevolle Weise zu klären. Ein Weg wird von innen nach außen zu den anderen bewußt gegangen. Die ethischen Gesetze, wie sie in den klassischen Schriften des Yoga oder in anderen geistigen Disziplinen gelehrt werden, sind hierfür keine wertvollen Hilfen, denn durch sie findet der Übende noch nicht diejenige Verbindung zu anderen Menschen, die notwendig ist, die Kräfte des Pranayama sinnvoll zur spirituellen Entwicklung einzusetzen. Dort sind nur Verhaltensregeln beschrieben, jedoch keine Wege zur gemeinsamen, spirituellen Entfaltung.

Der Übende des Pranayama muß über die ethischen Gesetze eines reinen Lebens hinaus aktiv eine Beziehung zu den Mitmenschen erarbeiten. Die Übung des Atems dient nur zur Sammlung von Energien. Der weitere Weg der Schulung wird aktiv in der Außenwelt gestaltet.

Um die Wirkung von Pranayamaübungen zu verstehen, kann man bildhaft die Übung betrachten. Der Ausführende ruht in einer fest verschlossenen Sitzhaltung und besinnt sich mit Aufmerksamkeit tief auf sein Wesen. Er begibt sich ganz in seine Welt hinein. Alles Äußere wird für die Dauer der Übung losgelassen, das Maß wird im eigenen Wesen gesucht. Keine Bewegung stört die Stille. Die Atmung wird vom Übenden so zart und gleichmäßig geführt, daß ein Außenstehender sie kaum hören kann. Je mehr er diese Ruhe und Abgeschiedenheit in sich erlebt,

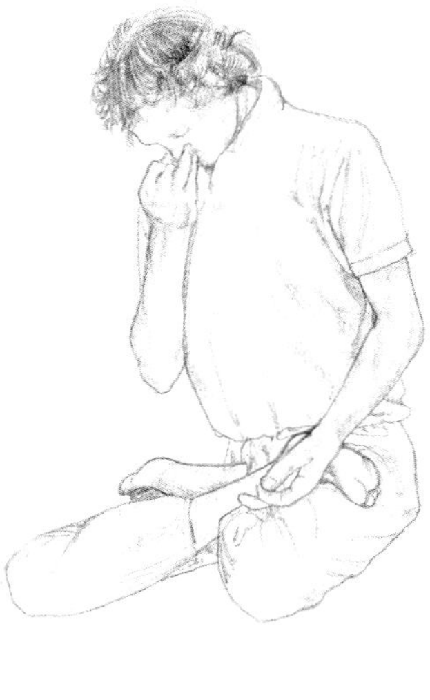

je mehr er Konzentration sammelt, desto weniger Luft benötigt er. Sein Atemrhythmus kann extreme Längen annehmen.

Aus dieser Übung kann man ersehen, daß sie der Kräftesammlung dient. Ein unglaublich hohes Maß an Konzentration kann dadurch erreicht werden. Nun kann man jedoch nicht die Seele in sich hinein verbannen, man muß dann wieder aus sich heraus nach außen gehen. Jene gewonne Kraft soll sinnvoll für das Leben und für die Mitmenschen eingesetzt werden.

Pranayamaübungen sind sehr intensiv und tiefgreifend. Sie sind wesentlich wirkungsvoller als alle anderen Körperübungen des Yoga. Der Mensch besitzt die Antriebskräfte des Denkens, Fühlens und Wollens. Wenn der Atemrhythmus verändert und die Luft angehalten wird, werden diese Seelenkräfte auf besondere Weise ergriffen. Die Atmung und die Seelenkräfte sind miteinander verbunden. Indem der Übende die Luft langsam und tief in sich hineinzieht, sie anhält und schließlich wieder in einem langen Strom abgibt, werden auch die Seelenkräfte gesammelt. Er zieht die Kräfte des Denkens tief in sein Inneres, zieht aber auch sein Fühlen und sein Wollen vom Äußeren in das Innere hinein. Im Innenraum gibt es nun keine Grenze. Alles erscheint in aufgelöster Form. Die Seelenkräfte des Denkens, Fühlen und Wollens vermengen sich im ausgedehnten Raum des Inneren. So wie man verschiedene Farben zusammenschüttet und damit einen neuen Farbton erhält, mengt man die Seelenkräfte ineinander und erhält damit wieder ein bestimmtes Verhältnis nach außen. Dies ist ein neu geformtes Kräftevermögen, das das Leben in andere Bahnen lenkt.

Wenn nach der Übung die Augen wieder geöffnet werden und der Blick nach außen gerichtet wird, ist der Übende in seinem Bewußtsein verändert. Sein Wesen ist kompakter, geschlossener. Die Kräfte sind zentriert, daher ruhig und stabil. Lebendige, subjektive Empfindung bestimmt das Bewußtsein. Eine Wandlung hat sich durch die Rhythmisierung des Atems in der ganzen Persönlichkeit vollzogen.

Nun muß der Mensch diese Kräfte auch sinnvoll anwenden, sonst werden sie ihn selbst zerstören. Pranayama zu üben bedeutet deshalb bewußte Lebensgestaltung und Lebensführung. Das neue Bewußtsein spiegelt sich in der Beziehung zu anderen Menschen wider. Erkenntniskräfte sind gewachsen, das Denken ist klar und innig mit dem Fühlen verbunden. Durch aktive Lebensgestaltung sollen diese Kräfte auf höherer Ebene stabilisiert werden.

Mit Pranayama nimmt der Mensch nicht nur die Verantwortung für sich selbst, sondern auch für alle Freunde, Verwandte, Bekannte, für alle Menschen, mit denen er Kontakt hat. Indem er sich während der Übung nach innen besinnt, erlebt er in sich jene geistige Kraft, die er in der Beziehung zu anderen Menschen wieder nach außen hin lenken muß.

»Tat – twam – asi«. Das bist du. So beschreibt ein Sanskritsatz diese fundamentale Bedeutung. Die Seelen sind im Inneren miteinander verbunden. Man erkennt den anderen, sieht ihn, fühlt ihn, erlebt ihn. Solches Erkennen führt zu tiefem Verständnis und die große Sehnsucht nach geistiger Entwicklung wird durch dieses aktive Verstehen der anderen Menschen gestillt. Es wird eine Brücke vom eigenen Ich zum anderen geschaffen und diese Brücke bringt jenes Bewußtsein der Einheit und Verbundenheit, das der Yogaweg beschreibt.

Der geistige Entwicklungsweg ist ein Weg der Liebe. Pranayama dient als Kraftquelle für diesen Weg, jedoch ist Liebe nicht als Forderung zu verstehen. Sie entspringt dem Herzen und enthält Verantwortung, Fürsorge, Mitgefühl und Weisheit. Sie darf nicht gezwungen auferlegt werden, sowie auch alle Pranayama-Übungen nicht mit Zwang nach geistiger Vollkommenheit praktiziert werden dürfen.

Die Wirkungsweise des Pranayama ist an die Erfahrung gebunden. Was aus den Übungen erwächst, ist gewaltiger Natur. Das Denken, Fühlen und Wollen wird tief nach innen geführt. Würde der Mensch nun in diesen Bereichen fixiert bleiben, könnte er sich bald nicht mehr in seinem Innenraum zurechtfinden. Die Weite würde ihm Angst und Verlorenheit geben. Nach der Übung muß man sich wieder bewußt dem Leben zukehren.

Der erste Punkt der Pranayamaschule ist das Erkennen und Erleben im Außen. Im alltäglichen Bewußtsein sind wir Menschen durch Denken und Fühlen sehr verschieden voneinander, doch im Inneren sind wir verbunden. Dieses Innere wird nun ganz bewußt nach außen getragen und ein sensibles Erlebnis soll die Wahrnehmung berühren. Jeder Mensch trägt eine Seele in sich. Diese Seele lebt im Körper. Der Körper ist sichtbar, die Seele unsichtbar. Nur durch sehr tiefe Versenkung mit Bewußtseinserweiterung kann man die Seele erschauen. Das Sinnesleben muß dabei ganz still, klar und ruhig werden. Der erste Punkt in der Pranayamaschulung soll zu dieser Stille und Klarheit führen. So gewinnt der Übende eine leise Ahnung von der Seele und damit erwacht ein Erlebnis von Unbegrenztheit.

Nicht Sehen kann er dieses Innere, doch kann er sein Bewußtsein auf die sensible Empfänglichkeit vorbereiten. Je mehr man sich mit dem Gedanken der Seele, die im Körper wohnt, beschäftigt, desto mehr wird man das Bewußtsein öffnen. Sensibles Empfangen beginnt. Dies ist für den Übenden eine gewaltige Aufgabe, denn damit beginnt eine große Lernanforderung. Was im Inneren durch das bewußte Atmen vorbereitet wurde, wird nun konkret nach außen hin als Übung gestaltet.

So ist die Selbsterkenntnis das Erkennen der Seele im anderen. Das Denken ist eine Antriebskraft, die das Leben nach außen bestimmend lenkt und nach innen das Bewußtsein durch die verschiedenen Gedankengänge besetzt. Mit Pranayamaübungen löst sich der Übende von der Schwere aller Eindrücke und er wird dadurch hellwach und klar gegenwärtig. Das Bewußtsein ist geöffnet. Liebevoll und empfangend bereitet sich der Übende auf die Umwelt vor. Er nimmt nicht nur die Oberfläche wahr, sondern auch das Wesenhafte und Wesentliche. Sein Denken soll nach außen hin empfangend geöffnet bleiben, so daß er bewußt sein Ich zurückhält und den anderen erkennend und verstehend aufnimmt.

In der Welt, die sich unter der sichtbaren Schwelle als eigene Realität zeigt, gibt es keine Abgespaltenheit oder Begrenzung. Nur der eigene Ich-Wille, der zur Umwelt vorstößt, und der Gedanke, der sich erhebend über die Seele offenbart, bringt Trennung. Das Leben ist vielfältig , und solange äußere Handlungen und ziellose Gedanken das Sein bestimmen, ist keine Einheit gegeben. So muß man zwischen Wesentlichem und Unwesentlichem unterscheiden lernen. Der Übende darf nicht mit seinem Denken und seinen Handlungsweisen in die Natur des anderen hineingreifen. Er muß die Aufmerksamkeit auf die empfangende Seite lenken und erst das größere Walten des inneren Seins erspüren. Stößt er mit seinem Handeln oder mit seiner Rede in die Welt hinein, stört er jenes göttliche Wirken des Inneren und wird dadurch keine weitere Führung erhalten. Die Unendlichkeit seiner Seele wird überschattet und er erfährt sich wieder als Einzelwesen, getrennt von anderen. Zufriedenheit und Glück im Leben bestehen in dem Bewußtsein der Einheit und Verbundenheit. Diese Einheit wird aus den innersten Bereichen heraus erlebt.

Eine liebevolle nach außen gerichtete Aktivität ist der eigentliche Sinn der geistigen Schulung. Das Leben als Wertvollstes wird gewahrt durch richtiges Zuhören und damit tiefes Erkennen. Dies ist keine Passivität, sondern höchste Aktivität des Bewußtseins. Nicht zum Schweigen braucht sich der Übende zu zwingen, sondern er muß nur jenes innere Gesetz der Seele beachten und somit in seinem Umfeld Harmonie und Frieden herbeiführen.

Selbstverwirklichung ist ohne andere Menschen nicht möglich. Der göttliche Gedanke der unsterblichen Seele wird durch die nahe Verbindung mit den Mitmenschen bewußt erfahren. Freude und Glück werden denjenigen Pranayamaübenden bereichern, der alle Menschen auf seinem Weg teilhaben läßt. Die äußere Erscheinung wird mit einem inneren Gedanken erlebt und durchdrungen. So erfährt der Übende die Nähe des Geistes und spürt die innere Verbindung zu seinen Mitmenschen.

Wahre Freude und wahre Zufriedenheit sind immer mit tiefer Dankbarkeit gegenüber dem Leben verbunden. Die Empfänglichkeit des Bewußtseins ist eine der ersten Stufen der geistigen Entwicklung. Je weiter der Schüler nun auf diesem Pfad schreitet, desto schwieriger wird sein Umgang mit dem eigenen Ich. Der aktive Entwicklungsprozeß findet nicht im äußeren Leben statt, sondern vollzieht sich in den tiefen Bereichen der Persönlichkeit. Somit ist der Weg durch äußeres Wollen nicht mehr zu beeinflussen. Geist ist unendlich, Geist ist ohne Anfang, und ohne Ende, Geist ist ohne Ziel.

In den Yogaashrams, wo Pranayama gelehrt wird, ist immer ein Lehrer gegenwärtig, der den Schüler anleitet und ihm die richtigen Aufgaben zuteilt. Bedingungslos unterwirft sich der Übende diesem Lehrer, denn er weiß, daß er ihm vertrauen kann und weiß auch gleichzeitig, daß er ohne ihn auf dem spirituellen Pfad nicht zurechtkommen würde.

Hier spiegelt sich ein grundlegender Unterschied zwischen westlichem und östlichem Bewußtsein wider. Die bedingungslose Selbstaufgabe ist für die wenigsten Menschen unserer Kultur möglich. Daher ist für den westlichen Menschen eine andere Forderung mit Pranayama verbunden. Tief muß der Schüler über das Leben nachdenken, und vor allem muß er sich über sein eigenes Wollen bewußt werden. Alles, was mit Pranayama erreicht wird, kann nur geistiger Natur sein. Willentlich hat er den Weg ins Spirituelle begonnen und nun muß er seinen Willen wieder ganz aufgeben. Alle gewonnene Kraft muß er dem Leben widmen. So wie sich der Schüler im Ashram einem Lehrer bedingungslos unterwirft, so unterwirft sich nun der Pranayama Übende bedingungslos dem Leben.

Das Leben als Liebe ist immer Sieger und es gibt nichts im ganzen Dasein, was größer wäre als die Liebe. Um wirkliche Fortschritte auf dem Weg des Pranayama zu machen, muß sich der Schüler dieser Liebe unterwerfen. Ein äußeres Wollen darf ihn nicht bedrängen. Aus dem Innersten heraus verehrt er die Größe des Universums und lebt in dem Strom des Werdens und Vergehens, ohne daß er dabei an einem Ziel des Irdischen haftet. Dies heißt nicht, daß er nun nichts mehr tun solle, sondern er soll handeln, aber nicht besitzen wollen, er soll arbeiten, aber nicht beherrschen wollen, er soll reden, aber nicht seine Rede darstellen wollen. Da er das Leben als wertvollstes Gut in sich fühlt, gibt er sich nun mit seinem ganzen Wesen dem hin, was wahres Bestehen hat. Dies ist die Unterwerfung, die ihn zum eigentlichen Ziel des Lebens führt. Es ist kein Zustand der Anstrengung oder ein extremer Zustand. Das Bewußtsein der Liebe ist gegenwärtig. Er erlebt sich in der glücklichen Verbundenheit mit anderen und damit auch mit dem großen Geschehen des Seins. Demut und Dankbarkeit im Leben erwachsen durch die Unterwerfung des eigenen Ich-Willens unter den kosmischen Willen.

Der vierte Punkt auf diesem Weg der Schulung stellt die ganze Umrahmung zu den vorhergehenden Schritten dar. Dem Suchenden fehlt oftmals die Orientierung und auch die Sicherheit auf diesem Weg der Selbstbestimmung und Selbstverwirklichung. Sein Wesen ist offen und seine Erkenntnisse über die sensiblen Bereiche des Lebens wachsen. Er schult sein Denken und auch seinen Willen, so daß er damit eine innere Verbindung zu seinen Mitmenschen knüpft. Durch die Pranayamaübungen und durch die besondere Seelenpflege wird die ganze Persönlichkeit verwundbarer. Wer einige Zeit übt, merkt sehr bald, daß er einen gewissen Schutzmantel verliert und mit seinem ganzen Wesen den Eindrücken des Lebens offen gegenübersteht. So muß er in sich eine Kraft ausprägen, die ihm einen Rahmen zur Orientierung und auch zur Stabilität gibt.

Diese Kraft ist ganz in ihm selbst und man kann sie als innere Stimme bezeichnen. In jedem Menschen lebt die Fähigkeit zu wahrer Unterscheidung und wahrer Erkenntnis, nur mischen sich sehr viele Gefühle und Gedanken in das Empfindungsleben der Seele hinein. Deshalb hört man die »eigene Stimme« nicht richtig und steht damit dem Leben und alltäglichen Begebenheiten unsicher gegenüber.

Hört man jedoch ganz still in sein Wesen und vertraut auf seine eigene Empfindung, gibt das Sicherheit und Wissen. In jedem Menschen offenbart sich ein »innere Stimme« durch die Empfindung. Um jedoch die richtige Antwort aus dem Inneren zu erhalten, müssen die Gefühle und Gedanken schweigen. Das Gefühl ist an die Begierde gebunden, der Verstand an vorgefaßte Meinungen. Nur die Empfindung in der Tiefe kann Klarheit und damit auch Wahrheit offenbaren. So soll der Pranyamaübende sich besonders bemühen, jene Empfindung auszuprägen, damit er seine eigene Unterscheidungsfähigkeit stärkt und seinen Wissensbereich erweitert. Dies gibt ihm auf seinem Weg individuelle Kraft und Selbstvertrauen. Es hilft ihm auch, seinen persönlichen Weg zu gehen.

Als letzten Punkt in der Schulung des Pranayama muß der Schüler beachten, daß es auf diesem Weg kein Zurück mehr gibt. Er zieht die Zugbrücke hinter sich hoch. Denn wer intensiv in den autonomen Vorgang der Atmung eingreift, greift in sein Leben ein und muß es damit auch selbst leiten. Der Rückweg zu früheren Lebensweisen bleibt versperrt.

Der Übende löst sich von alten, geformten Eindrücken und gewinnt neue Sichtweite im ganzen Leben. Dies führt ihn direkt in ein idealistisches Streben. Schritt für Schritt schreitet er in eine neue Welt. Von vergangenen Tagen gewinnt er sehr schnell Abstand. Er muß bereit sein, ein Leben für die Liebe zu leben. So soll man nicht ohne sorgfältige Prüfung diesen Weg beschreiten. Man muß sich bewußt sein, daß man seine Wünsche an das göttliche Ziel bindet und somit sein Leben im Sinne des eigenen Wollens aufgibt.

Praktische Gesichtspunkte

Pranayama ist die Atemschule des Yoga. Sie sollten sich mit der Yogalehre vertraut machen, bevor Sie mit Pranayama beginnen. Wichtig ist es, die verschiedenen Asanas, die Körperstellungen des Hatha Yoga, zu beherrschen. Dadurch bereiten Sie den Körper auf die intensive, tiefgreifende Wirkung des Pranayama vor.

Körperübungen (Asanas) stärken die Atemmuskulatur und geben der Wirbelsäule Halt und Geschmeidigkeit. Solange Blockaden im Körper vorhanden sind, hat Pranayama keinen Sinn.

Die hier beschriebenen ersten beiden Übungen können auch von Anfängern praktiziert werden. Bei den Pranayamas mit Atemanhalten und Bhandas sollte ein Lehrer, der sich mit diesen Dingen exakt auskennt, zur Anleitung und Kontrolle aufgesucht werden.

Üben Sie Pranayama nicht vor dem 22. Lebensjahr. Dies würde zu intensiv in die Persönlichkeitsenfaltung eingreifen.

Meiden Sie Pranayama bei allen Arten von Depressionen, seelischem Kummer, Gemüts- und Stimmungsschwankungen. Hier sind die Übungen der Freien Atemschule eine wertvolle Hilfe. Diese schenken Ausgleich und Harmonie in der Seelenverfassung.

Führen Sie auch kein Pranayama bei fieberhaften Erkältungskrankheiten aus. Die Rhythmisierung des Atems dient zur Erweiterung des Bewußtseins. Die Nerven werden empfindlicher und damit steigt die ganze Sensitivität. So bringt Pranayama nur bei ausgeglichener Gemütslage und körperlichem Wohlbefinden Erfolg.

Nehmen Sie sich für eine Übung immer soviel Zeit, daß Sie im Nachhinein nicht sofort durch alltägliche Dinge gefordert sind. Es sollte vor und nach der Ausführung einer Übung eine besinnliche Pause eingehalten werden.

Bevor Sie sich zu den intensiveren Pranayamas entschließen, lesen Sie das Kapitel über die Hintergründe mehrmals. Die angeführten Punkte müssen unbedingt beachtet werden. Sie sind als Leitlinie zu diesem Weg gedacht. Gegenwärtig gibt es viel Literatur über Pranayamaübungen, denn die Yogalehre ist eine der wichtigsten geistigen Schulungswege. Die Bücher beschreiben fast alle die Technik, jedoch nicht die Auswirkungen und tiefen Hintergründe des Übens. Sie sind deshalb im wesentlichen zur Überprüfung der Technik wertvoll, nicht aber als Weg selbst.

Pranayamaübungen sollten nie mechanisch ausgeführt werden. Immer ist ein tiefes Erlebnis mit dem Atmen verbunden. Der Schulungsweg kann nicht als ein stufenförmiges Hineinwachsen in ein anderes Bewußtsein gesehen werden. Durch Aktivität und bewußte Auseinandersetzung mit anderen Menschen und mit der Natur wird die Tiefe des Lebens mit innerer Anteilnahme erlebt. Pranayama bringt ein meditatives Bewußtsein. Es verändert den feinstofflichen Körper und baut den physischen Körper durch die Zurückhaltung der Kohlensäure anders auf. Er wird mit einer weichen Kraft durchdrungen. Pranayama ist nur durch tiefes Erfühlen der Lebenszusammenhänge zu verstehen.

Die Zeit für Pranayama müssen Sie selbst bestimmen. Der Morgen, der Vormittag, der Nachmittag oder frühe Abend sind geeignet. Zu spät sollte Pranayama nicht mehr praktiziert werden, da das Denken nicht mehr die Frische besitzt und dadurch das feine Empfinden nicht mehr so gut genützt werden kann. Auch kann es zu Einschlafstörungen führen.

Sie können Pranayama ein- bis dreimal täglich ausführen. Wählen Sie ein Pranayama, das Ihren persönlichen Möglichkeiten entspricht.

Hier ist nur eine Pranayamaübung beschrieben: Nadi Shodhana Pranayama – die Wechselatmung. Es gibt neben dieser Übung noch zahlreiche weitere Variationen. Die hier beschriebene Übung ist grundlegend und wird deshalb als Beispiel für den geistigen Schulungsweg des Pranayama genommen. Für ein weiteres Studium eignen sich die verschiedenen Schriften der bekannten und großen Yogameister.

Einfache Rhythmisierung

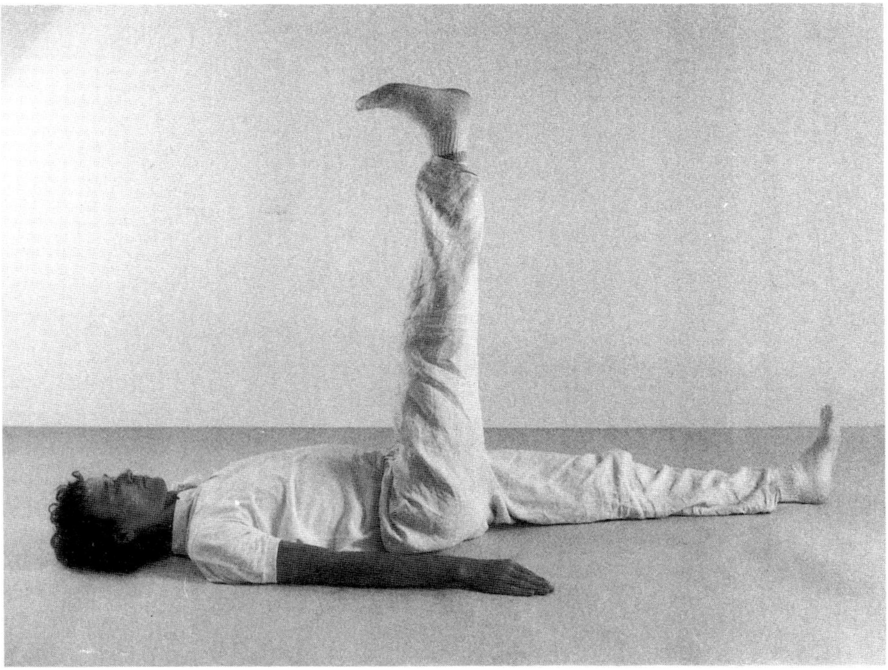

Diese Übung kann von jedem als einfache Ausgleichsübung ausgeführt werden. Sie erfordert etwas Disziplin, jedoch keine direkte körperliche Anstrengung, da sie im Liegen ausgeführt wird. Der Atem wird mit einer Bewegung verbunden. Dadurch lernt man die Dauer eines jeden Ein- und Ausatmens zu verlängern. Es ist eine vorbereitende Übung zu den eigentlichen Pranayamas.

Die rechte Körperseite entspricht der Aktivität, die linke mehr der Passivität. Sonne und Mond bezeichnen von der Astralsphäre diese beiden polaren Gegensätze. Der ganze Körper läßt sich mit dieser Einteilung differenzieren. Oben und Unten, Innen und Außen, Vorder- und Rückseite. So entspricht beispielsweise der nach vorne gerichtete Brustraum der Sonnenseite, das Rückenmark mit seinen Nervensträngen der Mondseite. Das Herz liegt in der Mitte des Brustraumes und ist immer aktiv tätig. Es ist das Sonnenorgan. Die Nerven dagegen tragen die Sinnesreize zum Gehirn, sie sind empfangender Natur. Sie entsprechen der Mond- oder passiven Seite.

Der Atem wirkt auf den feinstofflichen Körper. Er beeinflußt die energetischen Ströme und schafft so bestimmte Bedingungen im Körper und Befinden. Fließt der Strom der Luft rauh, wird die Muskulatur hart und verspannt sich. Wird der Strom weich und tief, tritt Entspannung ein. Ist der Rhythmus durch sorgenbeladenes Denken unregelmäßig und unterbrochen, werden die Nerven belastet. Ein gleichmäßiges Fließen der Atmung führt zu Ausgeglichenheit, Wachheit und psychischer Stärke. Deshalb ist diese einfache Rhythmisierung zur Vorbereitung des Pranayama geeignet.

Nehmen Sie die Rückenlage ein. Der Körper sollte in einer Linie gleichmäßig auf dem Boden liegen. Schließen Sie die Beine und drehen Sie die Handflächen neben dem Gesäß auf den Boden. Entspannen Sie den Bauch, das Zwerchfell und den Schultergürtel, so daß die Atmung ohne Widerstand in die Tiefe findet.

Richten Sie die Aufmerksamkeit in die rechte Körperhälfte. Die linke Seite sollte ganz vergessen werden. Arbeiten Sie, soweit es möglich ist, nur mit der rechtsseitigen Muskulatur. Atmen Sie aus und zählen Sie in Sekundenabständen bis acht oder zehn. Dabei wird das rechte Bein gestreckt hochgehoben. Atmen Sie wieder ein und senken Sie das Bein. Zählen Sie dabei wieder bis acht oder zehn.

Wiederholen Sie diese Bewegung zehnmal unmittelbar hintereinander. Dabei sollte Sie auf einen gleichmäßigen tiefen und weichen Atemfluß achten.

Immer ist der gleiche Rhythmus einzuhalten. Wird beim Heben des Beines ausgeatmet, so wird der Lungenraum von Restluft befreit und das neue Einatmen findet leichter in die Tiefe. Würde man die Atmung zur Bewegung umkehren, würde das Zusammenwirken der Atemmuskulatur ungünstig beeinflußt werden.

Wechseln Sie nach Beendigung von der rechten Seite zur linken. Geben Sie die Aufmerksamkeit ganz in die linke Körperseite und führen Sie die

Bewegung genauso oft und im gleichen Rhythmus wie rechts aus. Das gegenüberliegende ruhende Bein sollte dabei immer entspannt bleiben. Die Kraft wird aus der Bauchmuskulatur genommen.

Nehmen Sie nach Beendigung der Übung die normale Entspannungslage ein. Kippen Sie sanft das Becken und erspüren Sie die einzelnen Lendenwirbel auf der Unterlage. Lassen Sie dann los und entspannen Sie sich.

Diese Übung führt zu mehr Ruhe und Frische im Denken. Sie kann zu jeder beliebigen Zeit ausgeführt werden.

Fortgeschrittene können nach dem Ausatmen eine kurze Atempause von einigen Sekunden einhalten. Dabei wird das Bein hochgehalten und in die Ruhe des Innenraumes gespürt. Dadurch entsteht eine sensibilisierende Wirkung im Nervensystem.

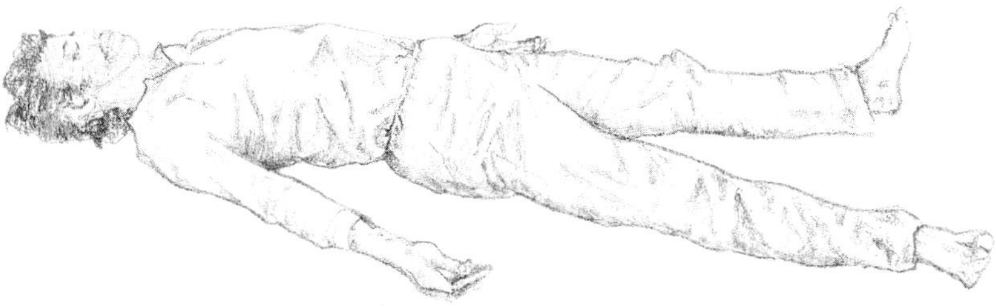

Die Wechselatmung ohne Bhandas

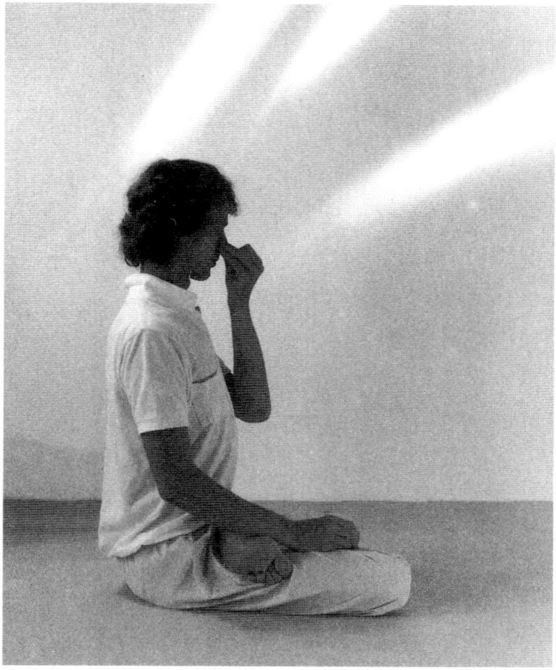

Diese Atemübung wird als Nadi Shodhana Pranayama bezeichnet. Sie hat eine reinigende Wirkung auf den feinstofflichen Körper des Menschen. Man kann diese Übung von einer sehr einfachen Form bis hin zur höchsten Vollkommenheit entwickeln. Die Steigerung ist jedoch nur schrittweise und langsam möglich. Die einfache Form ohne Atemanhalten bringt keine größeren Folgewirkungen und kann daher von gesunden Personen gefahrlos ausgeführt werden.

Bei der Wechselatmung wird abwechselnd und ryhthmisch durch die Nasenseiten geamtet. Dies wirkt ausgleichend auf das Energiesystem und führt zu Innerlichkeit und Ruhe. Die Auf- und Abbauprozesse des Stoffwechsels werden in ein besseres Gleichgewicht gebracht. Die linke Nasenöffnung steht mit der rechten Hemisphäre des Gehirns in Verbindung und wird dem Mond zugeordnet. Die rechte Nasenöffnung steht mit der linken Hemisphäre in Verbindung und wird der Sonne zugeordnet.

So bringt das linksseitige Einatmen mehr innere Schaffenskraft, Empfangsbereitschaft und Passivität, das rechtseitige Einatmen dagegen mehr Aktivität, Durchführungskraft, Mut und Hitze. Wird auf beiden Nasenseiten wechselweise geatmet, entsteht allgemein Harmonie und Ausgleich.

Jeder Bezirk an der Peripherie des Körpers hat eine Verbindung zu den inneren Organen und diese stehen wiederum mit dem Bewußtsein in Verbindung. Das Äußere ist für die Sinne wahrnehmbar, das Innere bleibt in unzugänglichen Schichten verborgen. Die Haut spürt man, die Organe spürt man nicht. Lenkt man die Aufmerksamkeit an die Nase, so bemerkt man den zarten Strom der Luft. An den Naseneingängen sind feine Empfangsstationen, die eine Beziehung zur inneren Organwelt haben. Für Pranayama ist deshalb der bewußte Atemfluß durch die Nase sehr wichtig. Dadurch kann man die Atmung sensibler einstellen und auf tiefere Schichten des Körpers Einfluß nehmen.

Pranayama wird immer im Sitzen ausgeführt. Der Lotussitz eignet sich am besten, doch bereitet er den meisten Leuten Schwierigkeiten. Der Halbe Lotus oder die Schneidersitzhaltung sind ebenfalls möglich. Dabei sollten Sie darauf achten, daß die Knie möglichst nahe zum Boden gerichtet sind. Ragen die Knie zu weit hoch, läßt sich die Wirbelsäule nur unter großem Zwang aufrichten. Der Bauchraum kann sich aus der Einschnürung nicht richtig befreien. Legen Sie einfach so viele Kissen unter das Gesäß, bis die Knie den Boden berühren.

Richten Sie die Wirbelsäule von unten nach oben Wirbel für Wirbel auf, so, als ob sie einen exakt geraden Turm errichten würden. Zeigt der Rükken im Brustwirbelsäulenbereich noch eine Rundung, kann die Atmung nicht vollständig stattfinden. Die Übung führt dann nicht zu einer Steigerung der Energie, sondern führt frühzeitig zu Müdigkeit und Unlust.

Neigen Sie die Schultern zurück, so daß der Brustraum nach vorne geöffnet wird. Das Hemd sollte an der Vorderseite des Körpers spürbar sein, an der Rückseite sollte es nur ganz locker an der Haut anliegen. Entspannen Sie in dieser Sitzhaltung den Kiefer, die Kaumuskeln und die Gesichtshaut.

Formen Sie mit der rechten Hand eine Fingerstellung. Der Daumen, Ringfinger und kleine Finger werden abgespreizt, Zeige- und Mittelfinger werden in die Hand eingeknickt.

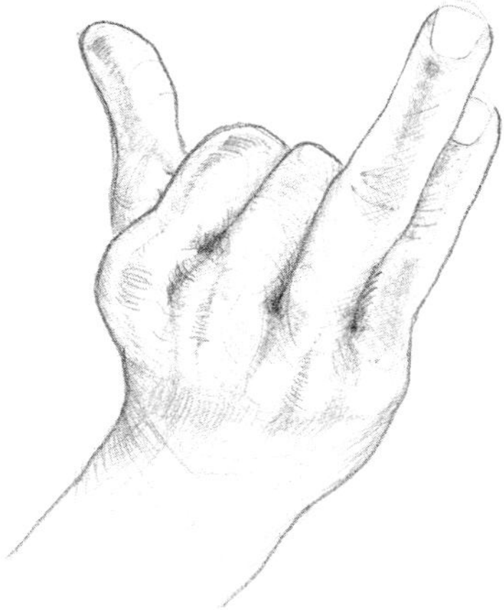

Diese Handstellung ist ein Mudra, was übersetzt Siegel bedeutet. Diese Geste mit der Hand soll auf eine bestimmte innere Haltung hinweisen. Jeder Finger hat eine Bedeutung. Der Daumen symbolisiert das universelle Selbst, der Ringfinger das Herz. Aber auch aus praktischen Gründen wählt man diese Handstellung. Hat man sich an sie gewöhnt, kann man den Atemfluß an den Nasenflügeln wesentlich zarter regulieren als mit jeder anderen Handstellung.

Führen Sie die rechte Hand mit dieser Fingerstellung zur Nase und lassen Sie den Arm ohne Spannung an der Seite des Brustkorbs angewinkelt. Legen Sie den Daumen an den rechten Nasenflügel, den Ringfinger an den linken. Verengen Sie mit sanftem Druck die Naseneingänge und erspüren Sie dabei das freie Fließen der Ein- und Ausatmung.

Entspannen Sie bewußt den Bauch wie auch die Schultern und die Arme. Die Atmung sollte leicht und ohne Widerstand in die Tiefe finden. Vermeiden Sie jeden Zwang. Ein willentlicher Druck sollte sowohl beim Einatmen als auch beim Ausatmen vermieden werden, denn dieser belastet das Nervensystem und bringt das Denken in erhöhte Spannung.

Verschließen Sie mit dem Daumen ganz die rechte Seite und atmen Sie links weich und vollständig aus. Nachdem die Lungen sich leer anfühlen, atmen Sie links in einem gleichmäßigen Strom ein. Dabei sollte der Bauch- und Lendenbereich der Atmung möglichst wenig Widerstand entgegensetzen. Verschließen Sie die linke Nasenseite mit einem sanften Druck des Ringfingers und atmen Sie rechts aus. Sind die Lungen leer, atmen Sie rechts wieder bewußt und gleichmäßig ein. Dies ist eine Runde der Wechselatmung. Fahren Sie immer so fort: links aus, links ein, rechts aus, rechts ein, usw.

Um einen gleichmäßigen Rhythmus zu erzielen, müssen Sie mit jedem Aus- und Einatmen mitzählen. Wählen Sie für den Anfang einen Rhythmus von fünf Sekunden Einatmen und zehn Sekunden Ausatmen. Nach einiger Zeit kann das gesteigert werden. Zehn Sekunden Einatmen und zwanzig Sekunden Ausatmen ist die obere Grenze. Weiter sollten Sie nicht mehr ohne spezielle Anleitung gehen.

Führen Sie die Übung für die Dauer von etwa zehn Minuten aus. Dabei sollte die Atmung immer bewußt und auch weich geführt werden. Wird es anstrengend, ist der Rhythmus zu streng gewählt. Je weicher und entspannter die Atmung fließt, desto gelöster werden die inneren Organe.

Lassen Sie während der ganzen Übung die Augen geschlossen. Die Aufmerksamkeit sollte ganz auf die Atmung gerichtet sein, so daß Sie das Empfinden bekommen, Sie sind selbst die Atmung. Die Augen sollten nur dann geöffnet werden, wenn Sie die Sitzhaltung überprüfen.

Diese Übung beruhigt auf sanfte Weise das Denken. Die Empfindungsfähigkeit der Seele wird erhöht. Lassen Sie sich nach der Ausführung Zeit, bevor Sie an die Arbeit gehen. Die gewonnene Ruhe sollte noch für einige Minuten bewußt erspürt werden.

Für Fortgeschrittene kann ein weiterer Schritt zu dieser einfachen Form der Wechselatmung hinzugenommen werden. Verschließen Sie nach jedem Einatmen mit Daumen und Ringfinger die Nase und halten Sie die Atmung an. Dabei können Sie die Dauer des Anhaltens, von einigen Sekunden beginnend, langsam erhöhen. Länger als zwanzig Sekunden sollten Sie jedoch nicht anhalten.

Ein sinnvoller Rhythmus ist fünf Sekunden Einatmen, zehn, fünfzehn oder zwanzig Sekunden anhalten und wieder zehn Sekunden ausatmen. Spüren Sie während des Atemanhaltens nach innen und lassen Sie das Denken wie das feine Säuseln des Windes vorbeiströmen. Führen Sie diese Übung zehn bis fünfzehn Minuten aus.

Diese Übung wirkt bereits sehr tiefgreifend und sollte nur von Fortgeschrittenen praktiziert werden. Durch das Atemanhalten werden Energien verstärkt in den Organen zentriert. Das steigert nicht nur die Empfindungsfähigkeit für seelische Eindrücke, sondern führt bereits zu Veränderungen im Nerven- und Sinnessystem. Alle Eindrücke werden auf meditative Weise empfangen und verarbeitet. Da die energetische Wirkung nicht nur die Oberfläche der Person ergreift, sondern bis in die unbewußten Tiefen der Organe hinabreicht, öffnet sich der Mensch verstärkt mit seinem ganzen Wesen und begibt sich gleichzeitig ungeschützt auf das Feld der Eindrücke und Erlebnisse des Lebens.

Wechselatmung mit Bhandas

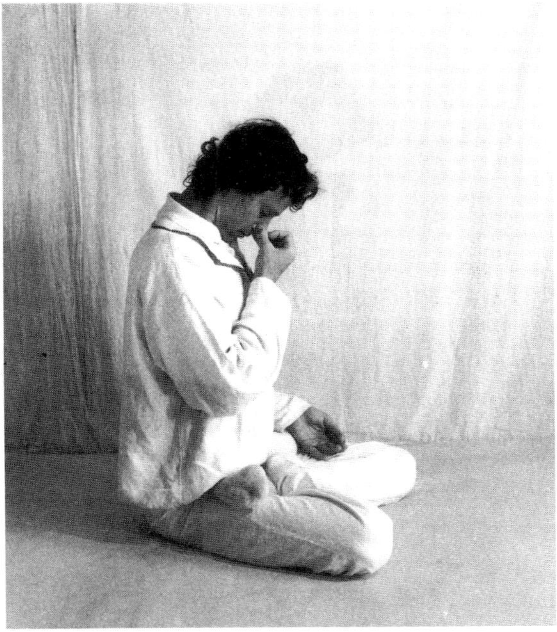

Diese weiterführende Form von Nadi Shodhana Pranayama darf nur von sehr Fortgeschrittenen praktiziert werden. Sie erfordert einen sehr kräftigen Körper, denn das Ein- und Ausatmen geschieht vollständig. Der Übende setzt seine gesamte Atemmuskulatur ein und füllt die Lungen von der Tiefe des Bauchraumes bis zu den Lungenspitzen an den Schlüsselbeinen.

Bhandas sind spezielle körperbezogene Übungen. Übersetzt heißt Bhanda Verschluß. Der Übende wendet bestimmte Muskelkontraktionen an, um damit der feinstofflichen Energie eine Richtung zu geben. Sowohl das vollständige Einatmen, wie auch das Atemanhalten mit den Bhandas erfordert diszipliniertes Üben. Um die richtige Technik zu erlernen, benötigt man meist einige Wochen bis Monate.

Zwei wesentliche Kraftpole bestimmen das Leben des Menschen. Diese werden im Yoga als Shiva und Shakti bezeichnet. Shiva ist dabei die Himmelskraft, oder die Trägerkraft der Schöpfung. Sie wird mehr der männlichen Seite zugeordnet. Shakti ist dagegen mehr der weibliche Pol oder die Erdkraft. Sie wird symbolisch durch die Form einer Schlange dargestellt. Diese ist dreieinhalbmal gewunden und ruht am unteren Ende der Wirbelsäule. Sobald die geistige Entwicklung beginnt, erwacht die Schlange. Sie macht sich mit ihrer Energie im Körper durch verschiedene Veränderungen bemerkbar, die sich auch auf Gemüt und Bewußtsein auswirken.

Shiva ist nach der indischen Mythologie die unbewegbare Kraft. Sie ruht im Schädeldach. Sie ist das Bewußtsein, das ewig währende, nicht wandelbare Ich des Menschen. Shakti dagegen ist beweglich. Sie wird als Kundalinikraft bezeichnet. Bei der Ausführung von Pranayama sammelt man Energie und hält diese mit den Bhandas im Inneren fest. Man erzeugt einen bewußten Stau. Hitze wallt dadurch auf und diese Hitze erweckt die schlafende Schlange am unteren Ende der Wirbelsäule. Sie steigt mit ihrer Energie direkt in der Wirbelsäule, im zentralen Nervenkanal, hoch. Auf der Höhe des Schädeldaches trifft sie auf Shiva. Er ist der Vater der Schöpfung. Diese Vereinigung von Shiva und Shakti bringt die Vereinigung von allen Polaritäten. Für den Menschen bedeutet dies das kosmische Bewußtsein.

Die Pranayamaübungen stammen aus einer sehr frühen Zeit. Damals war ihre Bedeutung und damit ihre Anwendung anders als heute. Für den Menschen der Gegenwart wäre die Erweckung der Kundalini Shakti eine verhängnisvolle Angelegenheit. Es sollte mit Pranayama lediglich eine Zentrierung der Seelenkräfte angestrebt werden. Der Übende besinnt sich nach innen, erlebt die Tiefe seines Wesens. Er sammelt alle Kräfte und wird damit fähig, das innere Leben über das äußere hinweg zu erheben, so daß der Geist das praktische Leben durchdringt, daß der Geist das Denken und Handeln bestimmt.

Bevor Sie mit der Ausführung dieser anspruchsvollen Pranayamaübung beginnen, sollten Sie erst die beiden wichtigsten Bhandas isoliert üben: Jalandhara Bhanda ist der Kinnverschluß. Nach einem vollständigen Einatmen ziehen Sie den Brustkorb noch zusätzlich hoch und senken das Kinn auf das Brustbein. Dabei darf der Halt in der Mitte des Rückens nicht verloren werden. Zwingen Sie das Kinn nicht nach unten, sondern kommen Sie mit dem Brustbein dem Kinn entgegen. Wenn die Berührung nicht möglich ist, so führen Sie die Bewegung vorerst nur soweit aus, wie es ohne Überanstrengung im Nacken möglich ist.

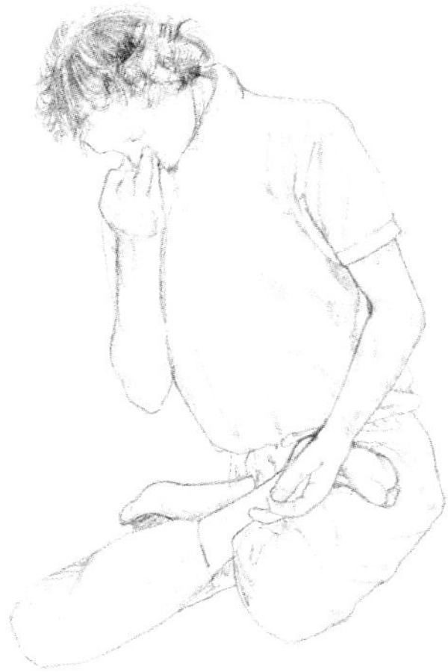

Mula Bhanda ist das Wurzel-Bhanda: Nach dem Einatmen ziehen Sie den Beckenboden zusammen und den unteren Bauch leicht nach innen. Sie sollten damit verhindern, daß Energie durch die unteren Körperöffnungen entweicht. Mula Bhanda sollte nicht eine anstrengende Anspannung, sondern eine gezielt gelenkte Kontraktion der Muskulatur, die den Beckenboden umgibt, sein.

Nehmen Sie den Lotus- oder Schneidersitz ein. Der Rücken soll exakt ins Lot gerichtet werden. Führen Sie den Daumen und den Ringfinger (wie bei der einfachen Wechselatmung) zur Nase und verengen Sie die Nasengänge durch sanften Druck. Lassen Sie den Ellbogen an der Seite und richten Sie den Blick nach innen. Atmen Sie links aus, bis die Lungen sich leer anfühlen.

Atmen Sie links ein. Führen Sie dabei in einem gleichmäßigen Strom die Luft zuerst in den Lendenbereich, dann in den oberen Bauchraum, weiter in die Seitenpartien, schließlich in den Brustkorb und in die Lungenspitzen. Lenken Sie dabei die Aufmerksamkeit auf die Rückenhaut und lassen Sie diese mit dem Einatmen weit ausdehnen. Das hilft Ihnen, die fliegenden Rippen am unteren Rand des Brustkorbs zu öffnen und die Atmung vom Bauchraum in den Brustraum harmonisch überzuführen. Das Einatmen ist ein bewußtes Öffnen der Lungen. Sind die Lungen gefüllt, ziehen Sie den Brustkorb hoch und senken Sie das Kinn zu Jalandhara Bhanda. Kontrahieren Sie die Muskulatur am Beckenboden zu Mula Bhanda. Halten Sie die Atmung an.

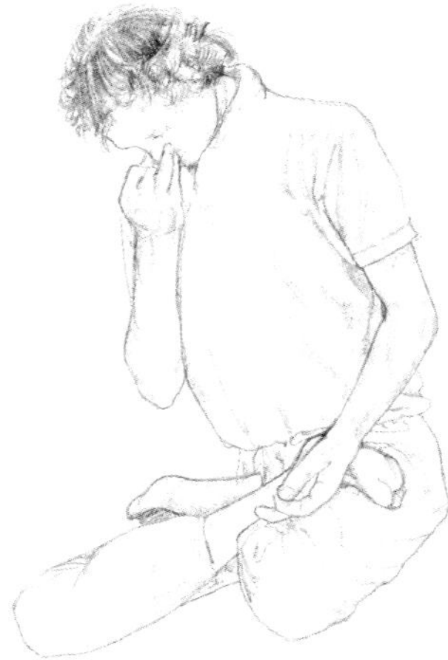

Diese vollständige Atmung ist schwierig und sollte langsam erlernt werden. Die Atemmuskulatur öffnet sich weit, so daß für die Entfaltung der Lungen Raum geschaffen wird. Vermeiden Sie jeglichen Druck auf das Einatmen. Die Atmung sollte immer gleichmäßig und weich fließen. Jeder versteckte Winkel der Lunge wird durch die weiche Atmung erfüllt.

Lösen Sie die beiden Bhandas und atmen Sie rechts wieder aus. Wenn die Lungen leer sind, atmen Sie in einem fließenden Zug ein, ziehen Sie am Ende den Brustkorb zusätzlich hoch zu Jalandhara Bhanda und halten Sie durch gezielte Kontraktion der unteren Muskulatur Mula Bhanda. Nach dem Anhalten erfolgt das Ausatmen links und das Einatmen ebenfalls links. Dann wird wieder nach dem Anhalten rechts ausgeatmet und rechts eingeatmet, usw.

Diese Atmung ist eine Kunst. Beginnen Sie erst mit einigen wenigen Runden. Man muß die Technik sorgfältig über einige Wochen üben, bis Sicherheit in der Ausführung entsteht. Anfangs wird es Ihnen schwer fallen, den Körper trotz Bhandas entspannt zu lassen. Überfordern Sie sich nicht. Haben Sie die Technik verstanden, beginnen Sie mit einem Rhythmus von zehn Sekunden einatmen und zehn bis fünfzehn Sekunden ausatmen. Die Zeit des Anhaltens kann von zehn Sekunden beginnend auf zwanzig Sekunden gesteigert werden.

Ein Rhythmus von zehn Sekunden einatmen, zwanzig Sekunden anhalten und fünfzehn Sekunden ausatmen ist günstig. Lassen Sie sich jedoch einige Wochen Zeit, denn der lange Atemrhythmus sollte durch die Konzentration von innen heraus entfaltet werden. Versuchen Sie nicht dem Körper diesen Rhythmus aufzuzwingen. Wird Ruhe und Innerlichkeit gefunden, so benötigt man wenig Sauerstoff und kann infolgedessen die Luft lange anhalten. Das Denken wird langsamer und die Konzentration entfaltet sich aus den innersten Bereichen.

Wird die Zeitdauer des Atemanhaltens während der Übung zu streng, so haben Sie sich überfordert. Atmen Sie dann einfach in einem gleichmäßigen Rhythmus ohne Atemanhalten und Bhandas weiter. Je mehr Sie auf die Atmung horchen und ein rhythmisches Fließen herbeiführen, desto gelöster wird Ihr Denken und desto leichter kann die Atmung dann auch gehalten werden.

Lassen Sie während der Ausführung alles Äußere los. Beobachten Sie an der Nase das Ein- und Ausströmen der Luft. Richten Sie Ihren Blick nach innen, während Sie mit den Bhandas fest verschlossen die Luft anhalten. Die Haut der Körpers bleibt entspannt. Es ist ein weites Feld, auf dem Sie arbeiten. Der Körper ist dabei jener winzige Abschnitt, der bearbeitet wird. Das was wächst und zur Reife gelangt, ist das Innere. Es ist nicht der Körper, es ist jenseits von ihm.

Versuchen Sie nicht, etwas zu erreichen mit Pranayama. Üben Sie mit Liebe zum Leben. Nehmen Sie sich als Person nicht wichtig. Der Atem überwindet Ihre äußere Gestalt. Denken, Fühlen und Wollen wird in Ihrem Inneren in eine neue Dimension gehoben. Widmen Sie die Übung dem Größeren, dem Sein, dem Leben. Diese Übung kann anfangs einige Minuten ausgeführt werden. Steigern Sie mit der Zeit auf zehn bis fünfzehn Minuten. Die maximale Dauer sollte dreißig Minuten nicht übersteigen.

Pranayama mit Bhandas bringt eine starke Hitzewirkung. Es ist möglich, daß Sie während der Ausführung ins Schwitzen geraten. Halten Sie die Atmung entschlossen, jedoch nicht willentlich, an. Bleiben Sie mit dem Bewußtsein im Inneren, halten Sie aber mit den Bhandas nicht das Denken fest.

Entsteht während des Atemanhaltens Angst, brechen Sie die Übung ab. Es ist sinnvoll, von Zeit zu Zeit einen Lehrer, der sich mit den Übungen und den daraus entstehenden Wirkungen auskennt, aufzusuchen. Vor allem, wenn Unbehagen oder Angst auftritt, so ist besondere Vorsicht geboten.

Die vollständige Atmung gilt nur für die Pranayamaübung mit Bhandas. Versuchen Sie auf keinen Fall, während anderer Übungen so zu atmen, denn diese vollständige Einatmung entspricht nicht der natürlichen Atembewegung. Würden Sie außerhalb dieser Übung versuchen, so zu atmen, gerät damit das Nervensystem in eine erhöhte Spannung und das ganze Leben wird ins Ungleichgewicht gebracht. Die Übung ist ein bewußtes und gezieltes Eingreifen in den Rhythmus und in die Qualität der Atmung. Damit wird eine geistige Kraft für das Leben gesammelt. Während des Tages muß die Atmung bewußt in Ruhe gelassen werden.

Pranayama ist ein sehr schneller Weg zur Selbstverwirklichung. Er erfordert sehr viel Entschlossenheit, Disziplin und vor allem ein bewußtes Hineinarbeiten in das Leben. Indem der Übende die Atmung auf strenge Weise schult, den Rhythmus und die natürliche Bewegung drastisch verändert, löst er sich ganz von seiner Vergangenheit. Er baut sich durch die Kohlensäurewirkung einen neuen Körper. Die Seelenkräfte werden in ein neues Verhältnis zueinander gebracht. So wird das ganze Leben des Menschen anders. Ein Weg ins Weglose wird gegangen. Es gibt nichts, das den Pranayamaübenden auf irdischen Boden Halt geben könnte. Dieser Gefahr muß man sich immer bewußt bleiben.

Das Alltägliche ist vergänglich. Leid und Freude, Schmerz und Lust, Sorge und Zuversicht sind Ausdrucksformen des Lebens. Das Innere erschafft das Äußere. Wer Pranayama übt, geht in das Bewußtsein des Inneren hinein. Er erlebt nicht die Welt, sondern erlebt das Leben in seiner eigentlichen Tiefe.

Wäre man von ganzem Herzen bereit, die Liebe des Inneren zu leben, bräuchte man keine Übung und keine Technik zur Bewußtseinsformung anwenden. Man wäre mit sich selbst und mit allen Wesen eins. Aber man ist mit den Begebenheiten des Tages unzufrieden und möchte deshalb ein anderes Bewußtsein haben. Dies ist ein verhängnisvoller Gedanke, denn er führt zu spirituellem Egoismus. Das eigene Habenwollen wird in die geistige Region mitgenommen.

So muß man seine Motivation mit besonderer Sorgfalt prüfen. Wer Pranayama mit den Gedanken des Habenwollens übt, wird alles verlieren, wer dagegen mit Selbstlosigkeit und Hingabe übt, wird großen Lohn empfangen.

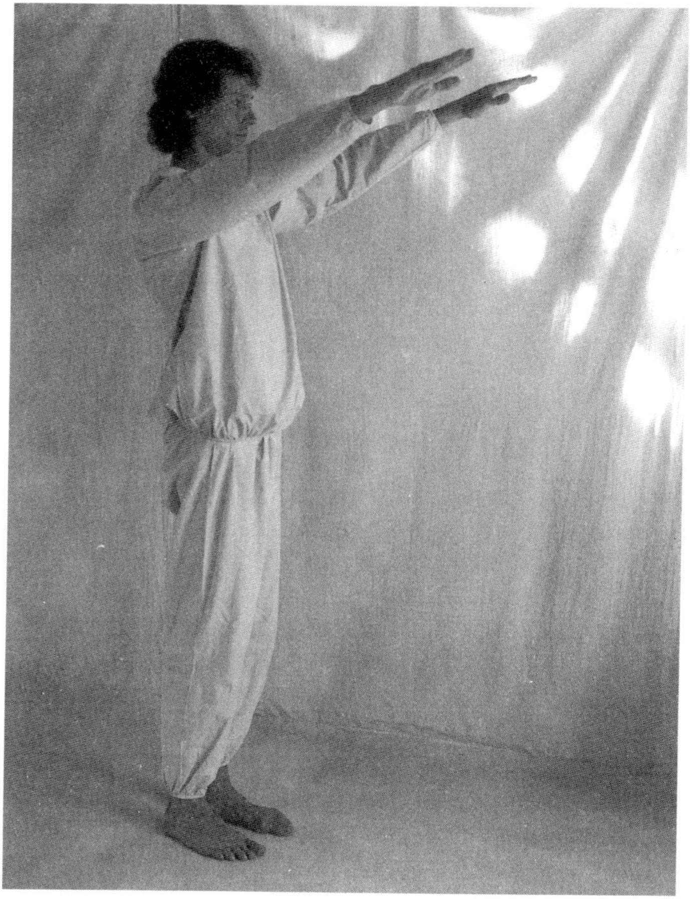

Der geistige Entwicklungsweg

Viele Wege zu Selbstfindung und Selbstverwirklichung werden in unserer Zeit vorgeschlagen. Ein breites Angebot an Literatur steht dem Menschen heute zur Verfügung. Da ist beispielsweise der Yogaweg des Ostens. Er hat in der westlichen Kultur einen breiten Einschlag gefunden. Für die meisten Menschen ist dieser Weg leicht zugänglich, zudem ist er frei von religiösen Auffassungen und Forderungen. Dagegen sind im Westen die Wege sehr intensiv an das Christentum angelehnt. Die christlich-gnostische Schulung ist dabei die wesentlichste. Sie ist sehr schwer zugänglich, da sie auf dem meditativen Erfassen der Bibel beruht. Von diesen Hauptrichtungen haben sich viele Verzweigungen gebildet.

Geistige Schulung ist sehr problematisch. Man kann den Geist nicht mit materiellen Mitteln erfassen. Der Mensch möchte immer ein Rezept zur Selbstverwirklichung erhalten, aber ein Rezept gibt es jedoch hierfür nicht und wird es auch nie geben. Wenn ein Buch dies beschreibt, liegt dem ein großes Mißverstehen zugrunde. Man kann sich nicht durch eine bestimmte Art der Meditation oder durch eine Übung ins Absolute hineinbegeben. Der Weg des Übens ist eine sehr aktive Auseinandersetzung mit dem persönlichen Leben und mit dem Leben anderer. Man arbeitet sich auf konkrete Weise in die Zusammenhänge des Alltäglichen hinein und lernt dadurch Verständnis in einem höheren Sinn. Dieses Verständnis gibt schließlich Einsicht und führt zur Erweiterung des Bewußtseins. Meditationen, Atem- und Körperübungen dienen zur Unterstützung des Weges durch das Leben, so daß mit ihrer Hilfe ein innerer Gedanke die Handlungsweise im Alltag durchdringt.

Die hier vorgeschlagene allgemeine Zusammenfassung einer Schulung soll nicht als ein Schema verstanden werden. Sie soll nur einen Überblick geben und zur Vertiefung der Atemarbeit im weiteren Sinne beitragen. Sie lehnt sich nicht an eine östliche oder westliche Schulung.

Das erste auf diesem Weg ist die *Aufmerksamkeit.* Der Übende beobachtet das Leben, lenkt seine Gedanken auf die verschiedenen Geschehnisse des Alltags und wird sich dadurch vielen Zusammenhängen und Feinheiten bewußt. Alles, was er tut und alles, was an ihn herantritt, wird aufmerksamer betrachtet und damit bewußter verarbeitet. Auch die Ernährung ist ein Bereich, der mit mehr Bewußtheit gestaltet wird. Man gewinnt verschiedene Erkenntnisse und lernt dadurch viele Notwendigkeiten wie auch neue Pflichten kennen. Noch nicht sofort muß sich der Übende den tiefsten Zusammenhängen des Lebens bewußt werden, er muß nur einmal beobachten lernen und muß sich dann in die Dinge besser hineinfühlen können. So wie er den Tautropfen am Zweig im Morgenlicht erstmals bemerkt und dabei in seinem Gemüt eine lebendige Regung spürt, wird er auch bei Beobachtungen der Mitmenschen mehr Sensitivität im Inneren erfahren und wird dadurch den individuellen unterschiedlichen Persönlichkeiten mehr Verständnis entgegenbringen.

Das zweite ist das *Gewahrwerden.* Was durch die Aufmerksamkeit erlernt wurde, muß nun durch einen inneren Blick erweitert werden. Der Mensch muß sich der großen Kraft, die geistigen Ursprungs ist, bewußt werden. Er lenkt die Aufmerksamkeit auf die unterschiedlichen Bereiche des Lebens, erfaßt die Lebenssituationen eingehender und wird sich aus diesem Prozeß des Erfühlens und Beobachtens des Lebens der großen, waltenden Kraft, die auf der ganzen Welt herrscht, bewußt. Er ahnt in der Tiefe die geistige Kraft, die alle Materie, alle Erscheinungen und Begebenheiten des Lebens durchdringt. Es gibt nichts im Leben, das außerhalb dieser Kraft läge. Alles unterliegt ihr. Sie ist nicht mit physischen Augen sichtbar, dennoch ist sie real und bestimmt das äußere Geschehen. Gewahrwerden bedeutet, daß der Mensch in seinem Leben und im Leben anderer die göttliche Kraft erkennt. Es bedeutet, daß er die Geschehnisse des Alltags nicht mehr als bloße Zufälle abtut, sondern ihnen eine Bedeutung beimißt. Er lernt die äußere Situation von einem tieferen Standpunkt zu betrachten und gewinnt dadurch die Ahnung von der geistigen Realität. Er wird sich den eigentlichen, tragenden Kräften des Lebens bewußter.

Die dritte Stufe dieser allgemeinen Schulung findet nicht getrennt von den beiden vorhergehenden Schritten statt. Jedoch bildet diese Stufe den Schlüssel zum eigentlichen Leben. Bislang war es nur ein Erkennen im Dasein, ein verstärkter Bewußtwerdungsprozeß im Leben. Nun erfolgt die *innere Anteilnahme* an dem, was die vorbereitende Bewußtseinsschulung gegeben hat. Der Übende muß in seinem Herzen suchen, und dort, nicht außerhalb im äußeren Geschehen, haften bleiben. Er erspürt nun direkt die Mitte des Herzens, öffnet damit sein Wesen. Augen, die am Herzen sind, werden zu spürbaren Sinnesorganen. Mit diesen Augen erfaßt er die äußere Situation und erkennt in sich und in anderen einen inneren Lebensimpuls. Spürbar fühlt er ein Verbundensein mit der Unendlichkeit, und mit diesem Auge, das tief im Inneren sitzt, sieht er seine Mitmenschen und seine Umwelt. So, wie die Sinne die Welt erfühlen, so muß er mit dem Auge des Herzens das Leben erschauen. Damit schafft er sich die Brücke zwischen äußerem Erkennen und innerer Beteiligung. Er findet direkt in sich selbst den Schlüssel des Lebens. Dieser öffnet ihm das Tor zur großen Weite des geistigen Lebens auf weltlichen Boden. Er nimmt teil an allen Geschehnissen und verbindet das äußere Erkennen mit innerer Kraft und einem feinen Hauch der Liebe. Er bleibt nicht länger nur Betrachter, sondern verbindet sein praktisches Leben mit dem unendlichen Leben. Er fühlt sich als ein Glied in der großen Kette des Daseins. Nichts ist in ihm, was nicht mit dem Gesamten verbunden wäre. Es gibt für ihn keine Trennung im Leben; er ist mit sich selbst und damit mit allen eins.

Lange Zeit muß der Übende auf diese Stufe der Entwicklung hinarbeiten. Das Leben wird mit geistigen Noten nur sehr langsam bereichert, doch jeder ernsthaft Strebende wird diese Stufe erspüren und erleben. Mit den Augen des Herzens wird die Trennung in der Persönlichkeit überwunden und ein Bewußtsein der Einheit entsteht. Nie werden die vorbereitenden Stufen des Beobachtens und Gewahrwerdens ganz beendet sein, denn eine Aktivität der Seele ist immer notwendig. Ein dynamisches Hin- und Hergleiten wird jeden manchmal weiter von der Erfahrung des Herzens entfernen, manchmal wieder näher hinführen. Was sich jedoch mehr und mehr auf dieser Ebene des Lernens und inneren Wachsens ergibt, ist großartiger Natur. Mit zunehmender Entwicklung der Augen am Herzen wird sich ein Sinn für Ästhetik ausprägen. Nicht irgendeine Art von Schönheitsempfinden ist es, sondern wirkliche Ästhetik. Diese kann nur im Herzen erwachen. Der Strebende wird auf diesem Verwirklichungsweg künstlerisches Empfinden ausprägen. Von einer inneren, produktiven Seite erfaßt er die Welt und lebt sich mit seiner Herzenskraft in die Welt hinein. Er findet mit dem Herzen die Identifikation mit seinem Schicksal und spürt dadurch die große, waltende Liebe in seinem persönlichen Werdegang. Wie auf Händen getragen von dieser liebenden Kraft erlebt er sich, erlebt er seine Mitmenschen und seine ganze Umgebung.

Diese Stufen muß jeder, der Selbstverwirklichung anstrebt, durchschreiten. Das Leben im Äußeren wird dadurch stabil und kraftvoll. Es wird aber nicht an die Welt gebunden, sondern mit tiefer Erkenntniskraft durchdrungen und damit von aller Schwere der Verhaftung erlöst.

Um die Kräfte des Herzens dauerhaft erleben zu können, ist es günstig, auf folgende Punkte zu achten. Die aktive Durchführung erfordert einen zielgerichteten Willen, sowie eine disziplinierte, bewußte Lebenshaltung.

Stabilität auf der Stufe des Herzens ist nicht leicht, denn jeder Gedanke und jede Tat wirkt sich auf das Herz aus. Besteht irgendeine Disharmonie im Wesen, so verschließt sich das Herz. Der erste Punkt, der beachtet werden muß, ist die Toleranz. Dies ist ein großes Wort, und wer ehrlich ist, weiß, wie schwer die Einhaltung dieser Tugend ist. Die Toleranz läßt die innere Seite des Herzens erblühen. Durch Nachdenken über Situationen und aufmerksames Beobachten der Lebensumstände, wird diese Seite des liebenden Verständnisses herbeigeführt. Dabei ist nicht ein oberflächliches Denken gemeint. Durch tiefes Sinnen läßt sich jede Situation erklären. Das Denken muß wirklich auch bereit sein zur Anerkennung des anderen, es darf nicht mit Vorurteilen belastet sein. Lebt man wirkliche Toleranz, öffnet man sein Inneres und gibt die Wärme seines Herzens zu den Mitmenschen. Dies ist von entscheidender Tragweite. Wird diese Toleranz ein inneres Erlebnis, läßt sie die ganze Welt erblikken. Sie trägt die Kraft des Individuums in die Welt hinaus und erschließt das Leben von innen her.

Des weiteren muß man in sich Ordnung im Denken und Handeln entwikkeln. Dabei ist es zu beachten, daß nicht jene Kräfte der Seele starr vom Kopf beherrscht werden, sondern daß von innen heraus, also wiederum von der Wärme des Herzens, die Dinge geordnet werden. Die Gedanken sollten nicht wirr und ohne Ziel herumschweifen, sondern deutlich und mit klarer Absicht das Leben begleiten. Auch sollte das Handeln im Einklang mit dem Denken sein. Durch Innerlichkeit läßt sich der schweifende Gedanke beruhigen und somit läßt sich auch die gewollte Handlung zielstrebig verrichten. Der eigene Wille wird besonnen und das Gemüt harmonisiert.

Diese Kräfte der Seele, das Denken und das willentliche Handeln sind aktive Eigenschaften der Persönlichkeit und sie müssen durch bewußte Aktivitäten im Leben beständig gefördert werden. Jeder Mensch muß sich mit seinem Umfeld auseinandersetzen. Vor allem muß er die Verhältnisse in seinen Beziehungen hinterfragen. Die Arbeit ist ebenfalls ein wichtiger Faktor, der ernsthaft geprüft werden sollte. Durch die aktive Auseinandersetzung kann man den Beziehungen, die man führt, und der Arbeit, die man täglich verrichtet, einen tieferen Sinngehalt geben. Man ordnet sein Leben durch tiefes Denken und bedachtsames Handeln.

Vorsicht ist jedoch geboten, daß man durch das spirituelle Wollen nicht die wahren Pflichten des Lebens verletzt. Das eine darf nicht über das andere hinauswachsen, denn sonst entwickelt sich die Persönlichkeit nicht im richtigen Verhältnis, und das Herz als Mitte des Lebens verschließt sich. Die eigene Motivation zu begehren und eine besondere Vorrangsstellung zu erarbeiten, ist eine große Gefahr. Der Alltag mit den Erscheinungen ist der Diener für das innere Wachsen. Er zeigt Pflichten und Forderungen für jeden Strebenden. Das Ziel besteht nicht darin, von oben herab das Leben zu beherrschen, sondern von innen heraus zu erkennen und damit jene Ordnung in der Persönlichkeit herbeizuführen.

Die Körperübungen des Yoga und die Übungen der Freien Atemschule tragen zur Ordnung und Stabilisierung in der Persönlichkeit bei. Sie schulen den Willen, ohne ihn nach außen hin hart zu machen und sie erweitern die Möglichkeiten, da sie ungenützte Energien freisetzen. Das Denken wird durch das Horchen auf die Atmung verinnerlicht und damit für weitere Erkenntnisse geöffnet. Alle Yoga-, Atem- und geistigen Übungen sind als Medium zu betrachten. Sie sollen die Persönlichkeit für ein weites Bewußtsein öffnen und die individuellen Fähigkeiten im ganzheitlichen Sinne integrieren helfen.

Durch diese Ordnung des Lebens und durch die bewußte Auseinandersetzung mit den verschiedenen Begebenheiten des Daseins wird sich für jeden eine ganz besondere Frage kundtun. Nicht aus irgendeinem Grund, der dem Zufall entsprungen ist, beschreitet der Mensch den Pfad des geistigen Übens. Er ist ein Suchender, der die Notwendigkeit einer bewußten Auseinandersetzung mit dem Leben und mit den damit verborgenen

Gesetzen spürt. Der Mensch weiß nicht, wohin ihn der Weg führt. Die Frage nach dem Sinn und Tun wird sich zeigen. Er ahnt in der Tiefe großartige Kräfte, aber diese bleiben lange Zeit für ihn nur eine sehr dunkle Wahrnehmung. Jedoch haben sie eine entscheidende Tragweite; eine enorme Antriebskraft ist damit verbunden.

Es ist notwendig, daß man sich mindestens einmal am Tag Zeit nimmt und einen Blick in sein Inneres richtet. Dies kann mit einer Übung der Freien Atemschule eingeleitet werden. Dann ist das Bewußtsein von äußeren Eindrücken freier und somit wesentlich mehr bereit, tiefere Mitteilungen anzunehmen.

In Form einer stillen Meditation oder eines Gebets übt man die Besinnung auf das geistige Leben. Dabei darf man von einer strengen Regelmäßigkeit nicht abweichen. Immer zu einer bestimmten Zeit setzt man sich an einem angenehmen Platz hin und richtet den Blick nach innen. Die äußere Hast und Anforderung des Alltags muß für diese Zeit ganz losgelassen werden. Der feinstoffliche Körper wird sich dann auf diesen Rhythmus einstellen und ein Bedürfnis wird schließlich automatisch nach dieser Besinnung verlangen.

Indem der Übende die Aufmerksamkeit von den äußeren Geschehnissen und Eindrücken regelmäßig zurücknimmt, erkennt er, daß er es ist, der die Geschehnisse bestimmt. Seine Gedanken sind es, die aus dem eigenen Urgrund geboren sind und sich nach außen zeigen. Dieser Blick nach innen ist ein bedeutender Bewußtwerdungsprozeß. Mehr und mehr wird erkannt, daß es im äußeren Leben nichts gibt, was bleibende Erfüllung bringen kann. Der eigene Standpunkt wird bewußter, und von innen heraus kann die Gestaltung des äußeren Lebens vollzogen werden. Jene Kraft, die im Leben die einzige Macht ist, jener innere Impuls, der alles Äußere in Formen schafft, wird sich zur Gegenwart offenbaren.

Der letzte Punkt in dieser allgemeinen Darstellung ist von entscheidender Bedeutung. Man könnte ihn als die Macht des Schicksals bezeichnen. Alle Menschen, ob in einfachen oder großzügigen Verhältnissen lebend, haben den Wunsch nach Aktivitäten im Leben. Viele unterschiedliche Wünsche entflammen auf den einzelnen Lebensabschnitten. Niemand will ernsthaft in der Einsamkeit ohne Anteilnahme am weltlichen

Geschehen leben. Abgeschiedenheit und Trennung von der gegenwärtigen Kultur könnte auch niemals zum Ziel, zur Selbstverwirklichung, führen. So ist unser Leben von einer gewaltigen Gespaltenheit bestimmt. Diese Gespaltenheit entsteht zwangsläufig durch die eigenen Wünsche und die gleichzeitig bestehende Forderung nach geistiger Verwirklichung. Durch uns selbst bestimmen wir die Macht des Schicksals. Zum einen wollen wir für uns selbst etwas haben, zum anderen wollen wir die Freiheit der Seele. Sobald wir jedoch etwas wollen, kann die absolute Freiheit nicht erreicht werden. So lebt die Macht des Schicksals in uns.

Jeder muß von oben geboren werden. Nicht der eigene Wunsch kann den Menschen zum Geist führen, sondern er kann sich nur bereit machen, so daß Größeres durch ihn wirkt. Die Freiheit der Seele erfordert Selbstlosigkeit. Solange der Mensch Freiheit haben möchte, kann er nicht frei werden. Er muß von oben erlöst werden.

Der Yogaweg im klassischen Sinn beschreibt absolute Leidenschaftslosigkeit und schlägt Fasten und harte asketische Übungen vor. Auch andere, ältere Schulungswege beschreiben dies und fordern Verzicht und Entsagung. Diese wären jedoch Wege der Absonderung und Verneinung des Lebens. Sie sind nicht mehr gangbar. Die Werte für die innere Schule haben sich im Laufe der Jahrhunderte entscheidend geändert. Wir müssen unser Schicksal akzeptieren und aktiv am Leben teilnehmen. Der Weg würde ausweglos werden, wenn wir uns von dem äußeren Dasein in die Einsamkeit zurückziehen würden.

Die Wünsche im Leben sind es, die auf das Schicksal bestimmend einwirken. Jeder Mensch hat auf bestimmte Weise Erfahrungen gesammelt. Diese Erfahrungen bestimmen wiederum sein Wollen für die Zukunft. Manche Menschen ersehnen sich ein kleines Paradies, manche den Frieden auf Erden, manche wollen eine bessere Gesellschaft und wieder andere wollen den Idealismus einer Weltanschauung verwirklichen. So führt die Macht des Schicksals unausweichlich wieder zu neuen Erkenntnissen und tieferen Erfahrungen. Das Gefühl der Trennung arbeitet fortwährend in uns.

Die Kräfte, die aus dem Wünschen entspringen, sind wichtige Antriebskräfte für das Leben. Gäbe es keine Wünsche, dann gäbe es auch keine

Weiterentwicklung. Mit dem äußeren Wunsch arbeitet gleichzeitig auch ein innerer Wunsch in der Seele. Es ist jener ideale Gedanke des Seins, er entspringt dem innersten Wollen und führt uns unweigerlich zu einem Reibepunkt. Durch aufmerksame Schulung und Erspüren der inneren Seiten des Lebens wird das Bewußtsein vorbereitet und man wird das Leben in der eigenen Größe anerkennen lernen. Diese Größe ist die einzige und bleibende Realität.

Es gibt nur die eine Macht. Sie ist auf der ganzen Erde tätig; sie hat keinen Anfang und kein Ende. Das muß in der Seele anerkannt werden. Alle Taten und Handlungen, alle Wünsche werden diesem Größeren gewidmet. Damit weicht die Macht des Schicksals.

Der Name, der dem Menschen gegeben worden ist, beschreibt das Äußere. Dieses Äußere muß dem Größeren zu Füßen gelegt werden. So verschmilzt der eigene Name mit dem universellen Namen. Auf Anerkennung erfolgt Verstehen und auf Verstehen erfolgt Hingabe.

Nicht die Wünsche werden verdrängt, sondern die Wünsche werden dem Größeren gewidmet. So erntet der Suchende nicht den Lohn seines Wirkens, sondern er erntet den Lohn des Lebens. Das ist Liebe.

Diese Hingabe kann nur auf einer sehr reifen Stufe des Bewußtseins erfolgen. Sie kann nicht ohne aktive Schule des Lebens und ohne tatkräftige Verwirklichung im Persönlichen erfolgen. Sie führt zu Selbstlosigkeit und damit zur Freiheit der Seele. Die Tragweite des Geistigen ist größer als das Fassungsvermögen des Menschen. Mit Hingabe zum Leben wird ein Hauch der Wirklichkeit erfahren und die tragende Kraft der Liebe offenbart sich.